포인트 크롬 요법

포인트 크롬 요법

발행일	2019년 9월 30일		

지은이	주인용		
펴낸이	손형국		
펴낸곳	(주)북랩		
편집인	선일영	편집	오경진, 강대건, 최예은, 최승헌, 김경무
디자인	이현수, 김민하, 한수희, 김윤주, 허지혜	제작	박기성, 황동현, 구성우, 장홍석
마케팅	김회란, 박진관, 조하라, 장은별		
출판등록	2004. 12. 1(제2012-000051호)		
주소	서울시 금천구 가산디지털 1로 168, 우림라이온스밸리 B동 B113, 114호		
홈페이지	www.book.co.kr		
전화번호	(02)2026-5777	팩스	(02)2026-5747

ISBN	979-11-6299-884-7 03510 (종이책)	979-11-6299-885-4 05510 (전자책)	

이 도서의 국립중앙도서관 출판예정도서목록(CIP)은 서지정보유통지원시스템 홈페이지(http://seoji.nl.go.kr)와
국가자료공동목록시스템(http://www.nl.go.kr/kolisnet)에서 이용하실 수 있습니다.
(CIP제어번호: CIP2019038679)

(주)북랩 성공출판의 파트너
북랩 홈페이지와 패밀리 사이트에서 다양한 출판 솔루션을 만나 보세요!
홈페이지 book.co.kr • **블로그** blog.naver.com/essaybook • **출판문의** book@book.co.kr

색채 파동으로 키우는
내 몸의 **자연치유력**

포인트
크롬
요법

주인용 지음

북랩 book Lab

21세기를 융합의 시대라 한다. 정치, 경제, 사회, 문화, 교육, 의료, 과학 등 모든 영역이 하루가 다르게 융합하며 발전해 가고 있다. 이런 시대적인 변화와 속도로 볼 때 미래의 의학은 서양의학과 동양의학 그리고 대체의학이라는 분야가 서로의 장점을 취하며 융합하는 시대가 도래하리라 본다.

질병이란 동양의학과 서양의학 구분 없이 사람이 겪는 고통을 의미한다. 그러나 의학이 학문으로 정립돼 가는 과정에서 동서양의 독특한 세계관과 문화적 여건의 차이로 인해 질병을 대하는 인식의 척도가 달라지게 되었다.

현대 서양의학은 인간에게 질병이 발생되면, 그 나타난 결과만 보고 치료하고자 하는 측면이 강하다. 반면 동양의학은 전체적이고 종합적인 관점에서 질병의 원인을 찾아 해결하려 한다. 천인상응(天人相應)이란 말처럼 자연의 변화는 인간의 생활과 건강에 영향을 준다는 것이다. 따라서 자연과 인간은 불가분의 관계이며 인간의 질병이라는 것은 음양의 부조화로 발생한다고 보았다.

대체의학은 서양의학이 발전되면서 생겨난 부작용이나 한계를 극복하고 치료의 효과를 높이기 위해 새로운 진단 기법과 치료 방법을 찾으려 하고 있다. 민간요법과 자연요법 등이 있으며 포인트 크롬 요법 역시 대체의학의 한 분야로 생각된다.

시대를 막론하고 인간의 최고 화두는 건강과 장수이다. 우리가 건강한 삶이라 말하는 것은 기본적으로 정신적 건강과 육체적 건강을 동시에 말하는 것이다. 정신적 건강은 마음에서 나오는 것이고 육체적 건강은 먹는 식생활에서 비롯되는 것이다.

음양은 끊임없이 변화하고 있다. 건강한 상태에서는 음양(陰陽)이 서로 균형을 유지하기 위해서 한쪽이 과도하게 되거나, 약화되는 것을 서로 제약함으로써 지나친 편승이나 편쇠 현상을 막는다. 그러나 이러한 균형관계가 깨어질 때, 인체는 질병이 생긴다. 포인트 크롬 요법은 음양의 불균형에서 오는 편차를 줄여 균형 상태를 회복시킴으로써 질병을 치료하는 원리이다.

저자 주인용 박사는 포인트 크롬 요법이라는 새로운 분야를 통해 국민 건강에 기여하고자 한다. 이 책을 내기까지 수많은 시행착오와 고심과 노력이 있었을 것이다. 오직 환자들만 생각하고 치유하려는 간절한 마음으로 한 걸음 한 걸음 걸어온 저자의 정성과 노력에 경의를 표한다.

또한 저자의 열정과 성실함을 알기에 그는 오늘에 만족하지 않고 더 나은 치유 방법을 찾기 위해 더욱 매진해 주리라 믿는다.

2019년 8월 19일
사단법인 한국약용작물교육협회
한의학 박사 강재구

현대 의학은 수많은 경험과 과학 기술 향상으로 눈부시게 발전해 왔다. 분자의학은 현대 의학이 해결하기 힘든 유전성 질환 및 암을 진단하고 치료하는 데 응용되어 인간의 삶의 질을 높이는 데 이바지하고 있다. 그래서 오늘날의 의학은 분자의학이라 말할 수 있다.

이와는 달리 포인트 크롬 요법은 수많은 대체의학 중 양자의학의 한 분야이다. 따라서 양자의학을 이해하지 못하면 포인트 크롬 요법을 이해할 수 없다.

일반적으로 사람들은 눈앞의 현상을 자신이 알고 있는 지식의 수준에서 평가하고 판단하는 경우가 많다. 하지만 과학이 발전하기 위해서는 새로운 것을 받아들이려는 자세와 끊임없는 노력과 연구가 필요하다. 의학도 마찬가지이다. 특히 동양의학은 지속적인 연구와 노력이 필요한 학문이다.

동양의학에서는 인간을 소우주에 비유하곤 한다. 우주의 신비를 다 알지 못하는 것처럼 소우주라고 하는 인간의 몸을 속속들이 알기는 매우 어렵다. 더불어 동양의학에서 말하는 기와 경락은 얼마 전까지만 해도 실체를 증명할 수 없었다. 그러나 최근 서울대 물리학 연구팀의 과학적인 연구에 의해 기와 경락이 객관적인 실체임이 밝혀졌다. 이에 따라 동서양을 막론하고 그 이해의 폭은 점차 넓어져 가고 있다.

기(생체 에너지)와 경락의 작용은 정신적으로나 육체적으로 영향을 끼치는 것으로 알려져 있다. 특히 기는 직접적으로 인체의 정신적 혹은 심리적, 생리적, 물리화학적으로 영향을 미친다.

이 책에서 제시하는 '포인트 크롬'의 원리는 환경적으로 또는 육체적인 스트레스로 과부하가 걸린 인체의 기와 경락의 성질을 건강한 상태로 되돌려 자연치유력을 향상시키는 데 있다.

포인트 크롬은 난치성 질병인 증후군과 수술이 필요 없는 수많은 질병을 쉽고 간단하게 치료함으로써 건강한 삶을 영위하는 것을 목적으로 하고 있다. 지난 10년 동안 필자가 개발한 포인트 크롬 요법으로 다양한 환자를 치료하였고, 그 놀라운 효과를 체험했다. 포인트 크롬의 목적은 인간에게 부여된 120여 년까지의 삶을 건강하게 영위하는 데 있다.

2019년 9월
주인용

목차

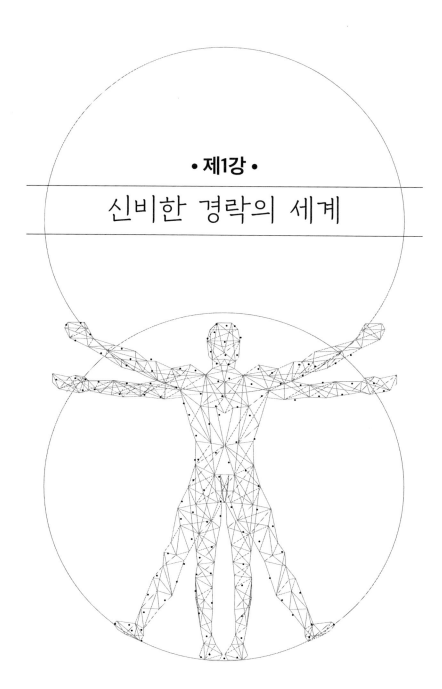

• 제1강 •

신비한 경락의 세계

1 경혈의 형성 과정

아주 오래 전 의학이 발달하지 않았던 때, 인간은 살아가면서 몸의 어딘가 아플 때, 그 부위를 손으로 문지르거나 누름으로 증상을 완화시켰다. 이러한 행동은 습관화되었고 의식적인 행동으로 강화되었다.

'경혈'은 증상을 호전시키는 주요한 부위 중의 하나이다. 체표의 특정 부분, 즉 민감한 압통점을 누르면 아픈 사람은 자연히 "아" 하고 소리 내기 때문에 '아시혈'이라고 불린 것처럼 서서히 명칭도 정해지기 시작했다.

석기시대에는 오늘날 침과 유사한 '편석' 혹은 '석침'이라는 침 기구가 질병 치료에 사용되었다. 그 후로 솔잎과 골침, 족침을 사용하여 피부를 째고, 침을 찌르거나 사혈하여 질병을 치료해 왔다.

기원전 8세기경 청동기에서 철기시대로 넘어오면서 금속제 침이 등장하였다. 금속침은 자극의 범위를 축소시켜 깊이를 자유롭게 조작하고 자침(刺鍼)의 강약도 조절할 수 있게 되었다.

찌릿함, 뻐근함, 묵직함과 같은 자침 감각을 고대인들은 '득기(得氣)'라 하고 자침 자극점을 '기혈(氣穴)'이라고 칭했다. 혈은 '혈도'라든가 '수혈'이라고도 하는데, 지하철 역(驛)이나 고속도로의 휴게소과 같은 개념이다.

경혈 발전에 관한 최초의 의학전서는 『황제내경』이다. 이 책에는 경혈 160개가 수록되어 있다. 그 후 『침구갑을경』, 『명당공혈』 등으로 경혈은 집대성되었다. 『황제내경』에는 경혈의 정위치, 취혈점, 침구법 등이 거의 전면적으로 기재되어 있다. 경혈의 수도 349개로 증가되었다. 그 후 역대 의원들도 자신이 살던 시대의 경험을 총괄하여 경맥과 관계있는 수혈을 점차 발견하여 정경 12경맥과 기경8맥 중 임맥과 독맥을 합쳐 14경맥으로 경락을 발전시켰다. 그 결과 정경 12경맥과 기경8맥, 12정경(十二正經)의 음경과 양경을 연결하는 12경별과 경락과 경락을 연결하는 15낙맥, 12경근과 12경피로 구분되었다. 공인되어 있는 14경맥의 수는 단혈 52개, 쌍혈 309개이다. 혈의 명칭에서 말하면 혈의 총수는 361혈, 혈의 위치에서 말하면 총수는 679개이다.

경락은 동양의학적 진단과 치료에 있어서 기본이므로 제대로 이해할 필요가 있다. 한의학의 치료술에는 침구, 안마, 탕제, 기공 등이 있다. 병증에 따라 특정한 신체 부위에 침이나 뜸, 지압을 시술하면 효과가 나타난다. 이때 뜸, 침, 지압을 시술하는 자리를 '경혈'이라고 하며, 침, 뜸, 지압 등의 자극을 전달하는 경로를 '경락'이라고 한다. 실제로 경혈, 경락을 통한 한의학적 치료는 최근 서구의학이 해결하지 못하는 만성병과 면역기능장애 등의 치료에 탁월한 성과를 보여 주고 있다.

2 경락의 과학적 증명

경락의 과학적 실체를 증명하기 위한 연구는 오래전부터 있어 왔다. 경락의 연구는 '기능이 있는 곳에 실체가 있을 것이다'라는 추론에서 출발한다. 최초의 경락 유주에 관한 연구는 1949년 봄, 일본 지바 의과 대학의 나카하마, 마루야마 두 의사에 의해 시행되었다고 알려져 있다. 나카하마는 지바 의대 출신 안과 의사이며, 동양의학에 조예가 깊었다. 마루야마는 쇼오와 의대 출신이며 동양의학 가운데에서도 특히 침구에 관한 고전 연구자로서 이름이 높았다. 이들은 실험을 통해 고전 의서에 나오는 그림 및 설명과 경혈에 침을 꽂았을 때 나타나는 떨림이 전해지는 경로가 일치함을 확인하였다. 그 후에도 여러 학자들에 의해 연구는 계속되었다. 그리하여 경혈이 타 부위에 비하여 전기 저항 반응이 현저하다는 것을 증명하였다.

1960년 초에도 경락의 해부학적 실체를 밝히려는 시도가 있었다. 북한의 김봉한 교수[1]와 그의 연구진은 1961년 8월, 「경락의 실체에 관한 연구」 등 논문 5편을 발표했다. 김봉한 박사는 경혈 자리의 조직을 '봉한소체'로 불렀고, 각 봉한소체가 연결된 관을 '봉한관'으로 명명했다. 즉, 봉한관이 경락에 해당되는 것이다.

그는 방사선 동위원소인 라디오아이소토프 등을 이용한 전기의 생리학적 조직학적 방법과 생화학적 형광 현미경이나 전자 현미경을 통한 연구로 밝혀 낸 사실들을 소개했다. 등원지의 『경락의 대발견』에 실린 김봉한

---

1) 김봉한은 서울의 회기동에서 나서 자랐고 지금의 서울의대 전신인 경성제대 의학부를 졸업하였다. 졸업 후 생리학 교실에서 얼마간 인턴으로 있다가 경성여자의과전문학교 교수로 가게 된다. 한국전 때 월북하여 평양 의학대학의 생물학 교수 생활을 하였다. 1956년 4월 노동당 3차 대회에서 북한은 한의학 과학화 사업을 적극적으로 추진할 것을 결의, 그는 자연히 이 사업의 중심 인물이 되었다. 연구에 착수하여 5년 후인 1961년에 연구 결과를 발표하기 시작하였다. 계속해서 1965년까지 총 5편의 논문을 발표하였다. 그 공로로 1964년 정부 직속연구소인 경락연구원 원장이 되었다.

교수의 논문 중 일부를 요약하면 다음과 같다.

① 경혈을 색소 도포법으로 조직을 찾아내어 절개하여 가는 과정에서 0.1~3.0㎜의 평활근 조직인 봉한소체를 찾아냈고, 그 소체 안에 DNA, RNA, 지질, 당분 등이 타 부위에 비해 월등히 많음을 확인했다. 또한 경락과 경혈의 위치와 분포도 『동의보감』의 것과 일치할 뿐만 아니라 전기 반응도 타 부위에 비해서 월등히 높다는 사실을 증명하였다.
② 경락과 거의 일치하는 직경 8~50미크론의 관 모양 구조물 다발인 봉한관이 봉한소체를 연결하고 내장, 혈관, 신경, 림프 등에 고루 퍼져 분포하는 폐쇄성 순환로를 이룬다.
③ 봉한관 내를 흐르는 봉한액이 있고, 맥관 내에 봉한관이 있다.
④ 산알이라는 미립자가 세포를 형성하고, 세포가 사멸하면 다시 산알로 돌아가는 산알의 활동이 경락 내에서 이루어진다.
⑤ 혈구 생성과 호르몬 운반 등에도 봉한관이 작용한다.

논문에서 김봉한 연구팀은 경혈, 경락이 피부뿐만 아니라 몸속, 심지어 혈관 속까지 뻗어 있는 제3의 순환계이며, 이를 통해 세포 치료가 가능함은 물론, 산알이 중요한 생리적 기능을 한다는 것을 밝혔다. 또 생명체의 최소 단위가 세포라는 기존 학설을 뒤엎고 세포보다 더 작은 '산알'이라는 최소 단위가 존재한다고 하였다. 이러한 사실은 그 당시로는 크게 인정을 받지 못했다.

최근 경락의 실체를 과학적으로 규명한 서울대 물리학과 소광섭 교수는 혈관 내 봉한관 분석에는 아크리딘-오린지 형광염색법, 장기 표면 봉한관의 분석에는 포일겐 염색 방법, 림프 내 봉한관 분석에는 Janus Green B 염색법을 개발하여 봉한관의 존재를 확인하는 연구를 하였다. 그 결과 김봉한 연구팀이 밝힌 경락의 실체를 과학적으로 검증할 수 있게 되었다.

앞으로 해야 할 일은 봉한관 관찰법의 개발이다. 첨단 기술을 활용하여 피부에 존재하는 봉한관과 봉한소체를 영상화하고, 이들의 해부학적 형태와 조직학적 특성을 분석하면 경락과 경혈의 실체는 규명될 것이다. 경혈과 경락의 해부학적 실체가 규명되면 침술과 더불어 다양한 치료법이 개발 연구되어 난치성 질환 치료에 크게 이바지할 것으로 생각된다.

경락의 해부학적 실체, DNA를 포함하는 줄기세포인 산알의 발견, 봉한관의 조혈 이론 등 봉한 학설의 전모가 재확인되면 이들 하나하나가 현대의학과 한의학, 대체의학(제3 의학)의 새로운 영역을 열게 될 것이다.

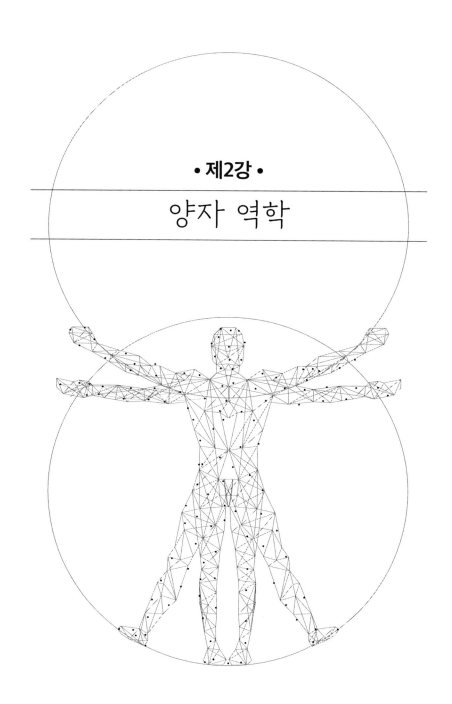

양자 역학

1 양자 역학과 포인트 크롬의 관계

양자 물리학에 따르면, 우리 안에 일어나는 것들이 외부의 세계를 창조한다고 한다. 양자 물리학에서는 물질의 최소 단위를 양자로 본다. 이 양자들은 빛, 전자, 핵의 기본 요소로서 파동과 입자의 양면성을 가지고 있다. 우주가 거시적으로는 양에 해당하는 에너지와 음에 해당하는 물질, 두 가지로 나눌 수 있는 것처럼 물질을 이루는 최소 단위인 양자도 양에 해당하는 파동과 음에 해당하는 입자의 양면적인 성질을 지니고 있다.

인간의 생명 형성 과정에서 수정란은 하나의 세포가 2회로 분화하고 4, 8, 16, 32, 64로 분화해 DNA에 인체 전체의 정보를 가진 수많은 세포가 되고 그 세포들이 모여 인체를 이룬다. 마찬가지로 우주라는 세계도 파동과 입자의 세력 편차에 의한 음양의 성질을 달리하는 양자들이 모인 것이다.

우주의 만물은 형체가 있는 물질과 형체가 없는 에너지로 구성되어 있다. 형체가 있는 물질은 아무리 작게 잘라도 물질과 에너지로 양분된다. 물질은 질량으로 측정할 수 있지만 에너지는 파동으로 알 수 있다. 음이 양으로 변하고 양이 음으로 변하듯이 음인 물질은 에너지로 변하고 양인 에너지는 물질로 변한다. 물질은 에너지화하는 경향을 띠고 있고, 에너지는 물질화하는 경향을 띠고 있다. 개체들은 그 특유의 소리나 색깔이 있으며 소리나 색깔은 에너지적인 파동으로 인식될 수 있다. 소리가 색깔로 나타나지 않는 초음파나 적외선, 자외선, 엑스레이 등 우리 감각기의 측정 범위를 벗어난 에너지의 파동도 측정 기기를 사용하면 인식할 수 있다.

소리나 색깔로 인식되는 파동들은 인간의 두뇌가 귀나 눈 등의 감각기에서 측정된 파동을 뇌에서 분석했기 때문에 소리나 색깔로 인식된다. 감각기의 측정 범위를 벗어나서 측정기기가 측정해야 하는 파동들은 사람의 뇌에 해당하는 컴퓨터가 분석해야 그 파동의 특징을 인식할 수 있다. 이때 컴퓨터의 분석 기준으로 파동의 음양을 사용한다면 그 물질의 음양 정보를 알 수 있다. 음양 분석 프로그램이 들어 있는 파동 측정기기로 그 물질의 파동을 측정하여 물질의 특성이 음인지 양인지 알 수 있다는 말이다.

파동은 에너지의 흐름을 음양 편차로 나타낸 것이다. 우주의 물질 구성도 음양의 편차에 의해 분류하듯이, 그 구성 물질의 에너지적 측면인 파동도 음양 편차에 의해서 분류할 수 있다.

진동수는 1초 동안에 음양의 변화가 몇 번 있느냐에 따라 나누어진다. 음양의 변화가 많을수록 음의 파동이고, 음양의 변화가 적을수록 양의 파동이다. 이는 물질의 음양을 분류하는 것이 아니라 에너지의 음양을 분류하는 것이기 때문이다. 주파수가 높은 파동 에너지는 음이 되고, 주파수가 낮은 파동 에너지는 양이 된다. 모든 물체, 즉 생물과 무생물들은 각각 고유한 진동 주파수를 지닌다. 예를 들면 색채도 고유 진동 주파수가 있다. 그 수치는 다음과 같다.

색채의 진동률의 단위는 일 초마다 일경이다. 보라색 789, 농자색 727, 자색 699, 남색 658, 농청색 644, 청색 622, 농녹색 600, 녹색 577, 농황색 555, 황색 535, 농오렌지색 517, 오렌지색 596, 백색 500, 담적색 495, 적색 477, 농적색(짙은 붉은색) 458이다. 가장 낮은 진동률은 농적색(458)이며, 가장 높은 진동률은 보라(789)이다. 즉, 보라색은 농적색보다 진동률이 훨씬 많다. 그러나 파장의 길이는 농적색이 길고 보라색은 짧다. 이런 이유로 농적색은 인간을 긴장시키고, 보라색은 인간을 이완시킨다. 종합해 보면, 농적색은 주파수가 보라색보다 크지 않으므로 양의 성질을 띠고 있으며, 보라색은 농적색보다 주파수가 크기 때문에 음의 성질을 갖고 있다는 뜻이다.

수기치료나 기공 등은 치료사의 손에서 방출되는 에너지 파가 환자의 몸에 진동을 전한다. 이 진동은 치료사의 체내에 존재하는 분자, 세포, 조직에서 발생되는 에너지와 치료사의 전신에서 발생하는 에너지가 혼합된 결과이다. 한편 손 이외에 레이저 광선, 소리, 전기, 자기, 열 등을 이용하는 치료법에서, 이러한 에너지를 체표면 특정 부분에 주게 되면 체내 조직을 진동시킨다. 그 결과 반도체적 성질을 가진 텐세그리티 구조가 다양한 형태의 에너지를 흡수하고, 주파수가 다른 진동파가 바뀌어 그 파를 전신에 확대시키게 되는 것이다. 텐세그리티 구조는 역학적 연속체인 동시에 진동 에너지 면에서도 연속되어 있으므로, 어떤 부분에 지장이 생기면 전체 구조나 에너지에도 영향이 미친다는 것이다.

프랙털(fractal)은 일부 작은 조각이 전체와 비슷한 기하학적 형태를 이루는 것을 말한다. 부분이 전체를 닮는 기하학적 구조를 '프랙털 구조'라고 하며, 이것을 자기 유사성이라고 한다. 이 말을 처음으로 사용한 사람은 브누아 망델브로이다. 어원은 '조각났다'는 뜻의 라틴어 형용사 'fractus'이다. 프랙털 구조는 자연물에서뿐만 아니라 수학적 분석, 생태학적 계산, 위상 공간에 나타나는 운동 모형 등 곳곳에서 발견된다.

프랙털 구조를 연구하면 불규칙적이고 혼란스러워 보이는 현상을 배후에서 지배하는 규칙도 찾아낼 수 있다. 자연계에서도 프랙털 구조가 자주 발견되며, 일정 기간의 날씨 패턴은 긴 주기의 날씨 패턴과 닮았다. 고사리 이파리를 들여다보면 같은 모양의 구조가 무수히 모여 있다는 사실을 알 수 있다. 이처럼 어느 부분을 잘라도 전체와 닮았으면서 끝없이 반복되는 성질을 지닌 것이 프랙털이다.

인간은 더욱 프랙털적이다. 사람 몸은 머리, 몸통, 사지의 셋으로 되어 있다. 머리는 두개부(cranium), 상악(maxilla), 하악(mandible)으로, 몸통은 흉부(thorax), 복부(abdomen), 골반(pelvis)으로, 척추는 경추(cervical vertebrae), 흉추(thoracic vertebrae), 요추(lumbar vertebrae)로 나뉘어 있다. 팔은 주관절과 완관절에 의해서 상완, 전완, 손의 세 부분으로, 다리는 슬관절과 족관절에 의해 대퇴와 경골부, 발로 나뉘어 있다. 손가락과 발가락 역시 세 마디로 되어 있다. 손가락뼈, 발가락뼈의 끝마디를 자세히 보면 소두, 몸체, 대두 세 부분으로 되어 있다. 각 부분 역시 3의 구조를 볼 수 있고, 영원히 반복하여 세포, 분자, 양자에까지 무한히 계속된다.

프랙털 이론에 따르면 부분에 영향을 주면 전체가 영향을 받는다. 프랙털은 실용적인 목적으로 많이 사용되며, 현실 세계의 매우 불규칙한 물체들을 표현하기 위해 사용될 수 있다.

텐세그리티는 1948년 R. 벅크민스터 풀러가 고안한 구조 에너지의 개념이다. 텐트, 범선의 돛, 나무의 기둥과 와이로 구성된 조각, 완구 등의 구조에 활용된다. 텐세그리티 구조는 연속된 인장재(생체에서는 힘줄에 해당된다)와 그것을 지탱하는 불연속적 압축재(지주)로 구성되어 있다. 이러한 구조에 의해 어떤 힘이 걸려도 효율적으로 대응할 수 있는 동작으로 안정된 구조물이 가능하게 된다.

텐세그리티 개념은 생체 구조나 한 개체 전체, 특히 척추를 텐세그리티 구조로 간주할 수 있다. 더욱이 텐세그리티 개념을 근막 조직에 적용시키면, 생체의 손상 없이 충격을 흡수하는 구조를 설명할 수 있다. 생체 어떤 부위에 가해진 역학 에너지는 텐세그리티 구조 전체를 흔드는 파가 되어 사라져 간다. 따라서 구성 요소가 잘 연결되어 있으면 효과적으로 충격을 흡수할 수 있다.

1909년 하버드 대학 의학부의 조엘 E. 골드 스웨이트가 주장한 것처럼, 생체 일부분의 균형이 무너지면 반드시 다른 부분에 스트레스가 걸리기 때문에, 한 부분에 생긴 스트레스는 항상 전신에 영향을 준다. 즉, 어느 조직이 경직되거나 수축하면 다른 조직의 구조나 움직임에 영향을 미친다는 것이다. 마이어는 이를 '열차와 같은 구조'라고 표현했다.

이와 같이 어떤 부위에 걸린 스트레스의 영향이 전신에 미치는 것처럼, 어떤 부분의 유연성이 회복되면 주위 조직의 상태도 개선된다. 이러한 현상은 앞에서 설명한 '열차와 같이' 이어지는 근막의 존재로 인정할 수 있다. 따라서 경직이나 통증이 있는 부위를 집중적으로 치료하면 그 효과가 주위 부위로 확대된다. 또한 통증이 너무 심해서 환부를 직접 치료할 수 없는 경우, 주변 부위를 치료하여 환부의 상태를 개선할 수 있다. 이러한 치료가 효과를 나타내는 것은 조직의 장력이 연속되기 때문이고, 생체의 텐세그리티 구조가 연속된 반도체처럼 전신에 진동을 전하기 때문이다.

동양의학의 관점에서 보면 질병은 음(물의 기운), 양(불의 기운)의 균형이 깨져서 생긴다. 인체의 생리는 어느 한도 내에서 한 번은 음이 양보다 많았다가, 한 번은 양이 음보다 많았다가 하면서 밸런스를 유지한다. 그러나 이러한 균형이 깨지면 병으로 발전한다.

인체에 흐르고 있는 경락에 자극을 주거나 인체의 분자나 세포의 진동 주파수를 이용하여 파동을 일으켜 생리 작용을 촉진시키면, 파동은 전기적인 신호로 바뀌어 뇌(시상하부)에 전달되고, 뇌(시상하부)는 그것을 해독하여 감정을 일으키고 신경과 내분비 계통을 통해 신체에 반응을 일으킨다. 인체는 열이 나고 머리가 아프고 맥박이 빠르고 혈압이 높은, 정신적으로 흥분된 양적인 병이 생기면(교감신경이 흥분) 음적인 작용(부교감신경이 흥분)을 일으켜 음양의 균형을 이루고자 한다. 현대 양자물리학자들은 이러한 질병의 개념을 다양한 실험을 통해서 밝혀 냈다. 내용을 살펴보면 다음과 같다.

뇌의 시상하부는 마치 작은 공장이라고 할 수 있다. 이곳은 우리가 경험하는 감정에 맞는 특정 화학물질을 생산하는 곳이다. 이 화학물질이 펩타이드[2]이다. 펩타이드는 작은 아미노산 고리이다. 몸은 기본적으로 20여 개의 서로 다른 아미노산을 만들 수 있는 탄소 단위로 되어 있다. 뇌의 시상하부는 우리가 매일 경험하는 감정 상태에 맞는 특정 신경 펩타이드와

---

2) 펩타이드: 아미노산이 한쪽 아미노산의 카르복실기(-COOH)와 다음 아미노산의 아미노기 사이에서 물이 떨어져 나가고 차례로 연결해 사슬 모양을 이룬 채 화학 결합한 것을 말하며, 이 결합을 '펩타이드 결합'이라 한다. 폴리 펩타이드는 이러한 아미노산 수천 개가 하나로 모여 있는 것으로 재조합의 기술을 이용하면 특정 펩타이드를 용기 내에서 대장균을 가지고 합성할 수 있다.

신경 호르몬을 만들어 낸다. 즉, 분노에 대한 화학물질과 슬픔과 고통, 다양한 욕망에 대한 화학물질을 만들어 낸다. 우리가 몸이나 뇌에서 특정 감정을 경험을 하는 그 순간 시상하부는 즉시 펩타이드를 조합하며, 뇌하수체를 통해 혈류 속으로 흘려보낸다. 특정 펩타이드는 혈류를 타고 흐르다가 특정 조직과 결합한다.

몸속의 개개의 모든 세포들은 외부로부터 오는 것들에 대한 수용체를 가지고 있다. 하나의 세포는 수천 개의 수용체를 가질 수 있고, 언제든지 수용체를 받아들일 수 있다. 펩타이드가 세포 속으로 들어오게 되면 글자 그대로 열쇠로 자물쇠를 여는 것처럼 수용체의 표면에 붙게 되고, 수용체를 움직여 질병이나 조직의 변형을 일으킨다.

동양의학에서는 사람의 감정을 칠정(七情)으로 나누었다. 과유불급이라고 칠정도 지나치면 부정적 에너지가 되어 경락을 따라 전신에 영향을 미쳐 질병을 일으킬 수 있다. 칠정은 기쁨(喜), 노여움(怒), 근심(憂), 생각(思), 슬픔(悲), 놀람(驚), 두려움(恐)이다. 내용을 살펴보면 다음과 같다.

- **희(喜)**

기쁨이며, 얼굴이 벌게지고 심장이 유쾌한 것이다. 기쁘면 '기'가 누그럽게 되며, 순환이 순조롭게 된다. 그러나 지나친 기쁨은 심기가 소모될 수 있다. 갑자기 기뻐하거나 즐거워하면 병변을 일으킬 수 있다.

- **노(怒)**

노여움이다. 노여워하면 얼굴이 푸르러지고 기가 평정을 잃고 역상한다. 노여워하면 혈액을 상회한다. 따라서 음혈이 소멸되면 수생목의 원리가 이루어지지 않아 간화가 극성해질 것이다.

- **우(憂)**

근심이며, 정신이 침울한 상태이다. 근심하면 기가 누그러진 상태에 있지 못하며, 울체되어 폐색되어 순환되지 못한다. 따라서 기를 순환시키는 폐를 상하게 한다.

• 사(思)

생각이며, 정신의 집중을 표현한 것이다. 만약 생각이 지나치면 얼굴이 노래지고, 정신은 일정한 영향을 받아 점점 착란할 것이다. 그렇게 되면 심의 심명 작용이 훼손될 것이며, 비위가 손상될 것이다.

• 비(悲)

비란 슬퍼하고 번뇌하며 고통스러워하는 것이다. 슬픔이 지나치면 안색이 창백해지고, 폐는 넓어져서 올라가 상초에 기가 순환되지 못할 것이며, 열기가 울적되므로 기는 더욱 소모될 것이다.

• 경(驚)

경이란 놀람이요, 정신상 돌연한 긴장이 일어나는 것을 말하며 얼굴이 흑색이 된다. 무서움이란 스스로 아는 것이지만, 놀람이란 스스로 몰랐던 것이어서 놀라면 기의 순환이 일시에 돌발적으로 문란해질 것이다.

• 공(恐)

공이란 공포이며, 정신이 극도로 긴장하여 일어나는 것으로 얼굴이 흑색이 되며, 신을 훼손한다.

결론적으로 모든 감정은 입체 영상으로 굳어진 화학물질이라고 할 수 있다. 이렇듯 양자물리학의 발전은 동양의학의 신비를 과학적으로 검증해 주고 있다.

실제로 1988년 프랑스 파리 대학교 면역학자인 반브니스테는 이탈리아, 캐나다, 이스라엘 등 4개국과 공동 연구를 통하여 물이 파동을 가지고 있고, 정보를 기억한다는 사실을 발표하였다. 연구자들은 항체를 물에 녹인 다음 이 물을 수백 배 희석하여 마지막 물에는 항체가 존재하지 않는 순수한 물로 만들었다. 그러나 이 물에 면역세포를 접촉시키자 면역세포는 항체가 존재할 때와 같은 항원과 항체 반응을 일으켰다. 이를 통해 물은 정보를 기억하고 있다는 사실을 증명하였다.

2 양자 역학에 의한 생체 매트릭스

　동서를 막론하고 옛 사람들은 인체와 우주를 하나의 연속적인 실체로 인식하였다. 세포 골격을 이루는 단백질들은 세포 내에도 빽빽하게 네트워크를 형성하고 있고, 세포와 세포 사이에도 수많은 연결을 이루고 있다. 세포 골격을 이루는 결합조직은 반도체를 닮은 특성을 가지며, 생체 모든 부위에 전자적 신호를 전달하는 통신 네트워크 역할을 한다.

　생체 매트릭스는 어떤 형태의 에너지에서도 필요한 정보를 추출하는 능력이 있다. 그리고 인체의 반도체적 특성과 텐세그리티 구조를 이용하여, 그 정보를 신호로 바꾸어 생체 전체에 신속하게 전달한다. 생체는 이렇듯 매우 정교한 구조를 가지고 있기 때문에 생체 일부분에서 일어난 활동도, 그 정보를 전신 개개의 세포에까지 전달한다.

　생체 내에 존재하는 모든 전자, 원자, 화학 결합, 분자, 세포, 조직, 장기와 기관(그리고 개체 자체) 등은 각기 고유한 진동의 특성을 가지고 있다. 생물의 구조나 기능은 일정한 질서에 있으며, 생체의 진동에는 어떤 의미가 있기 때문에, 전신에 퍼진 동적 네트워크에 진동이 전해지면 그것에 담겨진 정보가 전달되는 것이다.

　물체에는 각각 고유한 자연 주파수 또는 공명 주파수가 있다. 공명 주파수에 같은 주파수의 물체를 접촉시키면 각각의 진동파가 서로 조화를 이루어 동조화가 일어난다. 즉, 생체를 이루고 있는 개별 분자들은 비록 작은 진동을 일으키지만 무수한 분자들의 조합인 조직이 상호 공명으로 커플링을 반복하여 일사분란하게 진동을 증폭시켜, 매우 강력하고 안정된 주파수의 진동이 된다.

'진동'이라는 현상은 자연계의 모든 장소에 있다. 예를 들어 소리나 열은 원자의 진동에 의해 일어나고, 어떤 물체에서는 전자의 진동이 빛을 만들어 낸다. 이때 어떤 물체가 우리의 눈에 청색으로 비치는 것은 실제로 그 물체 안의 전자가 진동하여 청색의 빛이 방출되는 것이다. 기본적으로 모든 생명은 분자 간 진동 에너지의 상호 작용에 의해 성립된다.

1960년 초반, 허버트 프로리히는 양자물리학의 이론에 따라 생체 매트릭스가 위상의 진동파, 즉 레이저와 같은 진동파를 발생시킬 것이라고 예측하였다. 그의 예측은 수많은 연구에 의해 증명되었다. 그 결과 오늘날 생체 매트릭스의 모든 요소가 진동하고 있다는 것이 밝혀졌다. 생체 조직에서 진동의 파장은 매우 다양하며, 여기에는 가시광선이나 근가시광선의 파장도 포함되어 있다.

이렇듯 지구상에 생존하고 있는 모든 생명체는 각각 고유의 전기적 진동 주파수와 파장을 가지고 있다. 5,216가지로 알려진 인간의 몸의 진동 패턴에 이상이 생기면 그 부위는 무기력해지고 주변 연부 조직(근육, 힘줄, 인대, 혈관 등)은 질병에 걸린다. 또한 주파수가 지나치게 낮아지면 그 부위는 질병을 스스로 물리칠 수 없게 되고, 시간이 지남에 따라 그 부위를 둘러싸고 있는 신체 내부 조직도 약해져 질병이 만성화된다.

동양의학에서 생체 매트릭스는 경락설과 밀접한 관계를 가지고 있다. 생체 매트릭스가 고유한 정보를 전신에 전하는 것과 마찬가지로 동양의학에서는 경락을 통해 기, 즉 생체 에너지가 신체 각 장부로 정보를 전달한다. 기, 즉 생체 에너지는 정신적, 혹은 심리적, 생리적, 물리화학적으로 인체에 영향을 미친다. 따라서 포인트 크롬에서는 인체의 장기마다 고유하게 가지고 있는 진동수, 파장, 파동에 이상이 생겼을 때 질병이 발생한다고 보았다. 포인트 크롬 요법은 이것을 바로잡아 본래의 건강 상태를 찾아 주는 것이다.

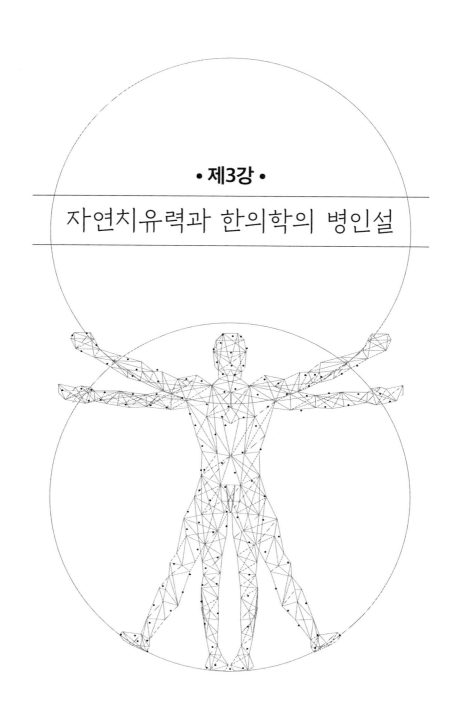

• 제3강 •

자연치유력과 한의학의 병인설

1 자연치유력

인체(생체)가 질병에 걸렸을 때, 특별한 치료를 하지 않아도 건강한 상태로 회복하는 것을 말한다. 자연치유력은 항상성(Homeostasis), 인체 재생력, 인체 방어력으로 구분할 수 있다.

1) 항상성

항상성(Homeostasis)이란 인체 내의 균형 잡힌 상태, 다시 말해 인체 구조 내에서 불변하는 환경 요인을 말한다. 이는 외부의 환경 변화나 내부의 스트레스에도 불구하고 정상 범위를 유지하려고 스스로를 조절하는 작용이다. 신진대사의 목적은 생체 조직 내에서 균형 잡힌 상태를 유지하려는 것이다. 항상성은 모든 생명체의 중요한 특징이다. 체온, 체액의 구성, 심장 박동, 호흡 상태, 혈압 등은 건강을 유지하기 위해 일정한 제한 범위 내에서 변함없는 활동이 유지되어야 한다.

2) 인체 재생력

인체의 모든(피부나 발톱, 오장육부에 이르는) 세포는 분열과 사멸을 통해 생명 활동을 유지한다. 연구에 의하면 태아의 세포는 약 100회, 노인은 약 20회 정도 분열한다. 세포의 수명은 자주 쓰는 세포나 조직일수록 짧아진다. 예를 들어, 장내 점액은 5일이고, 피부는 2~4주 정도이며, 뼈 조직은 약 10년 정도이다. 뇌, 심장 근육, 안구 세포는 성장이 완료되는 20~25세 까지 분열 및 증식하다가 더 이상 새로운 세포가 만들어지지 않는다. 나 이가 들어 치매나 알츠하이머, 노안이 찾아오는 것도 이러한 세포의 수명 때문이다.

3) 인체 방어력

과식하거나 부패한 음식을 먹었을 때 우리 몸은 자동적으로 구토나 설 사를 일으킨다. 이는 몸속에 들어온 독소나 유해 물질을 몸 밖으로 내보 내기 위함이다. 마찬가지로 감기에 걸렸을 때 기침을 하는 것도 바이러스 나 박테리아를 몸 밖으로 배출하기 위한 방어 작용이다. 이렇듯 인체는 병 원균, 독소, 유해 물질 같은 외부 인자뿐만 아니라, 알레르기를 유발하는 항원이나 비정상적으로 증식하는 암세포 등 건강을 위협하는 모든 위험 요소에 대해 인체를 보호하고 질병으로 진행되지 않도록 방어하는 힘이 있다. 인체 방어력은 크게 물리적 방어력, 생리학적 방어력, 포식 작용, 염 증 반응 등 네 가지로 나눌 수 있다.

(1) 물리적 방어력
표피층은 감염원이 통과할 수 없는 물리적 장벽이며, 외부 항원 방어막 의 최전선이다. 피부 표피층의 탈락(때가 벗겨져 나오는 것) 역시 피부 표면 에 달라붙어 있는 세균을 비롯한 감염원들을 제거하는 역할을 하며, 소화 기와 호흡기에서의 연동운동과 섬모운동 역시 감염원을 제거하는 역할을 한다. 그 밖에도 점액은 감염원을 잡으며, 장내에 서식하는 세균도 다른 유해한 세균들이 서식하지 못하도록 독성 물질을 내뿜는다. 눈물과 타액은 각각 눈과 입의 감염을 막는 데 도움을 준다.

(2) 생리학적 방어력

생리학적 방어력은 온도, pH, 그리고 여러 용질과 세포와 연관된 분자들로 구성된다. 많은 종들은 그들의 정상 체온이 병원체의 증식을 억제하기 때문에 쉽게 질병에 걸리지 않는다. 이와 유사하게, 낮은 pH의 환경에서 살아남을 수 있는 미생물은 극소수이므로 위산도 생리학적인 내재 면역으로 작용한다.

(3) 포식 작용

포식 작용은 세포가 입자 형태의 병원체를 섭취하여 파괴하는 것을 말한다. 이 세포가 백혈구다. 백혈구는 어느 한 세포의 이름이 아니다. 백혈구는 혈액과 림프액 속에 있는, 면역을 담당하고 있는 몇 가지 세포 집단을 지칭하는 말이다. 하지만 일반적으로 '백혈구'라고 할 땐 이들 세포 중에서 가장 수가 많은 '호중구'를 가리킬 때가 많다. 수백만 개의 백혈구가 혈액과 조직에서 이물질을 잡아먹거나 항체를 형성함으로써 감염에 저항하여 신체를 보호한다. 백혈구는 다음의[3] 5종류로 나눈다. 중성백혈구(호중구, neutrophil), 염기성백혈구(호염구, basophil), 산성백혈구(호산구, eosinophil), 단핵구(monocyte)와 대식세포(macrophage), 림프구(lymphocyte) 등이다.

(4) 염증 반응

염증은 감염이나 자극에 대해서 면역 체계에서 가장 처음으로 보이는 반응이다. 염증은 손상된 세포에서 방출되는 화학물질에 의해 생겨나며, 감염이 더 이상 퍼지지 않도록 물리적 장벽을 만들어 손상된 조직이 빨리

---

3) 출처: 위키피디아.

치유될 수 있도록 도와준다. 염증이 진행되는 동안 만들어진 화학물질(히스타민, 브래디키닌, 세로토닌, 류코트리엔, 프로스타글란딘)은 통각 수용체를 민감하게 만들어 감염된 조직의 혈관을 확장되게 만들고 식세포(특히 호중구)를 끌어 모은다. 그러면 호중구는 다른 백혈구와 림프구를 끌어 모은다. 염증 반응은 발적(붉은색으로 변하는 것), 열, 부어오름, 통증과 같은 증상들을 동반한다.

2 한의학의 병인설

한의학에서는 병을 내인, 외인, 불내외인으로 나눈다. 내인이란 정신적인 요인인 칠정을 말한다. 외인이란 자연 기후의 비정상 상태를 말한다. 이는 기후 스트레스에 의한 육음을 이른다. 불내외인이란 음식, 생활의 불규칙 혹은 외상 등에 의한 요인을 말한다. 이는 삼독설인 식독, 수독, 어혈 등을 일컫는다.

1) 내인

대표적 내인에는 칠정이 있다. 이는 정신 활동의 구체적인 표현으로 노, 희, 우, 사, 비, 공, 경의 감정의 변화를 일컫는다.

(1) 노
노여움이다. 노여워하면 얼굴이 푸르러지고 기가 평정을 잃고 역상한다. 노여워하면 혈액이 상회한다. 따라서 음혈이 소멸되면 수생목의 원리가 이루어지지 않아 간화가 극성해질 것이다.

▶ **포인트 크롬 요법:** 족궐음간경 정격.

(2) 희
기쁨이며, 얼굴이 벌게지고 심장이 유쾌한 것이다. 기쁘면 '기'가 누그럽게 되며, 순환이 순조롭다. 그러나 지나친 기쁨은 심기가 소모될 수 있다. 갑자기 기뻐하거나 혹은 즐거워하면 병변을 일으킬 수 있다.

> ▶ **포인트 크롬 요법:** 수소음심경 정격.

(3) 우

근심이며, 정신이 침울한 상태이다. 근심하면 기가 누그러진 상태에 있지 못하며, 울체되고, 폐색되어 순환되지 못한다. 따라서 기를 순환시키는 폐를 상하게 한다.

> ▶ **포인트 크롬 요법:** 수태음폐경 정격.

(4) 사

생각이며, 정신의 집중을 표현한 것이다. 만약 생각이 지나치면 얼굴이 노래지고, 정신은 일정한 영향을 받아 점점 착란할 것이다. 그렇게 되면 심의 심명 작용이 훼손될 것이며, 비위가 손상될 것이다.

> ▶ **포인트 크롬 요법:** 족태음비경 정격.

(5) 비

비란 슬퍼하고 번뇌하며 고통스러워하는 것이다. 슬픔이 지나치면 안색이 창백해지고, 폐는 넓어져서 올라가 상초에 기가 순환되지 못할 것이며, 열기가 울적되므로 기는 더욱 소모될 것이다.

> ▶ **포인트 크롬 요법:** 수태음폐경 정격.

(6) 공

공이란 공포이며, 정신이 극도로 긴장하여 일어나는 것으로 얼굴이 흑색이 되며, 신을 훼손한다.

▶ **포인트 크롬 요법:** 족소음신경 정격.

(7) 경

경이란 놀람이요, 정신상 돌연한 긴장이 일어나는 것을 말하며 얼굴이 흑색이 된다. 무서움이란 스스로 아는 것이지만, 놀람이란 스스로 몰랐던 것이어서 놀라면 기의 순환이 일시에 돌발적으로 문란해질 것이다.

▶ **포인트 크롬 요법:** 족소음신경 정격.

2) 외인

한의학의 기후 스트레스설이라는 학설로 외인을 설명할 수 있다. 자연의 기운은 변화한다. 그 변화의 정상적인 현상은 일찍이 한의학에서는 풍, 한, 서, 습, 조, 화의 여섯 가지로 분류하였다. 이를 6기라고 부르며, 과도하거나 부족하면 병이 생긴다고 보았다. 보통 상황과 다른 경우, 이를 풍한, 서습, 조화라 일컫는다. 예를 들면 육음이 병을 일으키는 것은 때로 계절과 깊은 관계가 있다. 봄에는 풍병, 여름에는 더위의 이상 변화에서 생기는 서병, 장마철에는 습도의 과다 현상에서 생기는 습병, 가을에는 기후의 건조가 이상 현상을 초래하여 오는 조병, 겨울에는 한병이 많은 것 등이다. 이것이 외감병의 발병 계절에 일반적 현상이다. 그러나 기후 변화의 복잠성이나 환자 체질의 감수성이 같지 않으므로 같은 계절에 성질이 다른 외감병이 나올 수 있는 것이다. 예를 들어 풍한, 서습, 풍한 습 등 두 가지 혹은 세 가지가 감수되는 병변도 있을 수 있다.

(1) 풍(風)

풍병(風病)은 봄의 주기이다. 따라서 봄에 풍병이 가장 많다. 『황제내경』「소문」에서는 '풍'은 모든 병의 근본이라고 했다. 풍은 변화도 다양하고, 증상도 복잡하다. 대체적으로 기침, 두통, 코막힘, 콧물, 재채기, 땀, 오한, 발열 등의 증상이 나타난다. 물론 풍한, 풍습 등과 같이 두 가지 혹은 세 가지가 동시에 병변을 일으킬 수 있다. 혹은 졸도, 놀람, 마비, 구안와사 등과 같은 풍 증상도 있지만 이것은 기후 변화에 따른 스트레스에 의한 병변이 생긴 외감병과 다르기 때문에 보통 내풍(內風)이라고 하여 외감의 풍과 구별하고 있다. 그러므로 육음의 범위에 넣지 않는다.

▶ **포인트 크롬 요법:** 태음경과 양명경으로 시술.

(2) 한(寒)

겨울의 주기이다. 따라서 겨울에 한병이 가장 많다. 대체적으로 한(寒) 스트레스에 체표가 반응을 보이면, 오한, 발열, 두통, 사지 관절통 및 땀이 나지 않고 맥은 긴장되는 현상이 나타난다. 한 스트레스가 경락에 미치면 근육과 뼈에 경련 내지 통증이 생긴다. 장부에 미치면 구토, 설사, 장명(배에서 소리가 나는 것), 복통 등이 일어난다. 물론 '한'과 다른 기가 동시에 병변이 일어나는 수도 있고, 혹은 인체 내에 양기가 허약하기 때문에 설사하고, 손발이 차며, 얼굴이 창백하고 배가 끓는 증상이 나타날 수 있다. 이는 '한'이 내부에서 나타난 것으로 외감의 '한'과 구별된다. 따라서 내부에서 생긴 '한'은 육음의 범위에 속하지 않는다.

▶ **포인트 크롬 요법:** 소음경으로 시술.

(3) 서(暑)

여름의 주기이다. 따라서 이상고온에 노출되어 혹서, 폭음, 스트레스에 의해 병변이 잘 일어날 수 있다. 서 스트레스는 크게 양서와 음서로 나뉜다. 양서란 무더위 속에서 노동을 하거나 긴 여행을 하다가 스트레스를 입는 것이다. 음서는 무더위 속에서 찬 음식이나 찬 공기를 쐬어 적응하지 못했을 때 오는 것이다. 다시 말해 '냉방병'이라고 할 수 있다. 한방에서는 양서를 중서, 음서를 중한이라고 표현하기도 한다. 보통 서 스트레스는 두통, 갈증, 발열, 심번(가슴이 답답한 증상), 땀 등을 촉진하며 맥은 크고 빠르다.

▶ **포인트 크롬 요법:** 궐음경으로 시술.

(4) 습(濕)

장마철의 주기이다. 따라서 장마철에 잘 생기는 것이 '습' 병이다. 보통 물속에서 작업하거나, 냇가를 걷고, 주거지가 습할 때 병이 생긴다. 대체로 '습' 스트레스가 상체에 일어나면 머리가 뜨겁고, 코가 막히며, 얼굴은 누렇게 되면서 숨이 차다. '습' 스트레스가 하체에 일어나면 발가락이 붓고, 소변이 탁하고, 찔끔거린다. 여자에게는 냉이 흐른다. '습' 스트레스가 몸 안에서 일어나면 가슴이 괴롭고, 구역질나고, 배가 당기며 황달이 생기거나 물 같은 대변 등을 보게 된다. 또 '습' 스트레스가 체표에 일어나면 한열(오한, 발열 증상을 합해서 말함)이 오고, 진땀이 나며, 몸이 피곤하며, 사지 관절에 동통이 온다.

▶ **포인트 크롬 요법:** 양명경으로 시술.

(5) 조(燥)

조는 가을의 주기이다. 오래 가물어서 비가 없고, 가을 햇살이 맑으면 '조'병이 생긴다. 대체로 양조와 온조로 구별한다. 양조는 두통, 오한, 해수, 코막힘 등이, 온조는 심열(상초(上焦)에 있는 열증(熱症)의 하나), 인후통, 딸국질, 흉통, 코막힘 등의 증상이 나타난다. 한편 정혈이나 진액이 고갈되어서 피부가 까칠해지면서 입이 마르고, 목구멍에 무엇이 걸린 것 같고, 대변 보기가 어려워지는 경우가 있다. 이는 정혈과 진액이 고갈에서 온 '조'이기에 외감성 '조'와는 구별된다.

▶ **포인트 크롬 요법**: 태음경으로 시술.

(6) 화(火)

화는 열이 한 계단 더 극성하여, 심화해져서 이루어지는 것이다. 그 성질이 불같기 때문에 병의 해독도 강렬하여서 내부 장기를 태우고 진액을 소모시켜 버리며 그 화독이 강렬하여 병은 항상 심신에 미친다. 대체로 '화' 스트레스는 장열, 심번, 인후통, 갈증, 면적(얼굴색이 붉은 것) 등이 나타나며 맥박이 빠르다. 또 입술이 타고 마르며, 인사불성이 되어 헛소리를 하고, 기침하고 피를 토하는 수도 있다. 혀가 새빨갛게 되기도 한다. 그러나 정신적으로 흥분하여 화가 일어나고 성생활이 무절제하여 상하가 망동하면 모두 내부에서 일어난 '화'이므로 외감성 '화'와는 구별되어지며 이는 육음의 범위에는 들지 않는다.

▶ **포인트 크롬 요법**: 태양경, 태음경으로 시술.

3) 불내외인

체내에 질병을 일으키는 세 가지 독은 식독, 수독, 어혈이다.

(1) 식독

각종 음식물들이 소화기관에 머물러 부패, 이상 발효를 일으키면 독소가 생겨나고, 독소는 혈액 속으로 흡수되어서 자가 중독을 일으킨다. 한의학적으로는 '음성 식독'과 '양성 식독'으로 구분된다. 음성 식독은 식물성 식품, 설탕류의 과식에서, 양성 식독은 동물성 식품의 과식에서 오는 중독을 말한다.

음성 식독은 체열을 냉하게 한다. 병증으로는 위염, 위산과다, 위궤양, 위하수, 변비, 자궁하수, 자궁발육 부전, 불감증, 건망증, 당뇨병, 마비성 질환 등을 들 수 있다.

양성 식독은 체열을 증가시킨다. 병증으로는 어지럼증, 견비통, 불면증, 동계(심박수가 빠르게 뛰는 증상), 고혈압, 화농성 질환 등을 들 수 있다.

▶ **포인트 크롬 요법**: 양명경으로 시술.

(2) 수독

배설 기관 등의 장애로 인하여 체내에 정체되어 있는 불필요한 비생리적인 과잉 체액에 의한 자가 중독 증상이다. 양성 수독과 음성 수독이 있다. 일반적으로는 수독이 정체하면 가슴이 두근거리고 호흡이 급해지며, 갈증, 무기력증, 어지럼증, 구토, 두통, 귀 울림 등의 증상이 나타난다. 수독은 기관과 조직이 팽창 혹은 이완되어 세균의 번식과 침입을 조장한다. 수독의 정체가 극심하면 물리적 작용에 의하여 모든 장기가 압박받는다.

병증으로는 위하수, 급만성 위염, 기관지염, 폐렴, 기관지 천식, 늑막염,

각막염, 히스테리, 류머티즘, 당뇨병, 뇌일혈 등이 있다.

▶ **포인트 크롬 요법**: 태음경으로 시술.

(3) 어혈

혈액 순환이 원활하지 못하여 생리 현상에 이상을 초래하는 울혈 반응이다. 울혈 반응이 있으면 염증이 잘 일어나고, 병적 반응이 강하며, 출혈이 잘 일어난다. 체내 이상 반응으로는 두통, 어지럼증, 귀 울림, 어깨 무거움, 가슴 울렁거림, 갈증, 번열감(손바닥이나 발바닥이 뜨거워지는 것), 피로, 허리나 다리의 한냉감 등의 자각 증상이 나타난다. 또 피부, 손바닥, 발바닥에도 붉은 반점이 나타나며, 입술, 혀, 잇몸 등에는 검거나 푸른색이 돌보인다. 코피, 혈변, 토혈, 혈뇨, 자궁 출혈 등이 일어난다. 어혈로 인하여 야기되는 병증으로는 위산과다증, 위궤양, 맹장염, 치질, 동맥경화증, 뇌일혈, 간장 및 심장 질환, 편도선염, 기관지염, 늑막염, 폐결핵, 신경통, 류마티즘, 불임증, 자궁내막염, 난소 종양, 자궁 근종, 자궁암, 신장염, 신장 결석, 전립선 비대증을 들 수 있다.

▶ **포인트 크롬 요법**: 궐음경으로 시술.

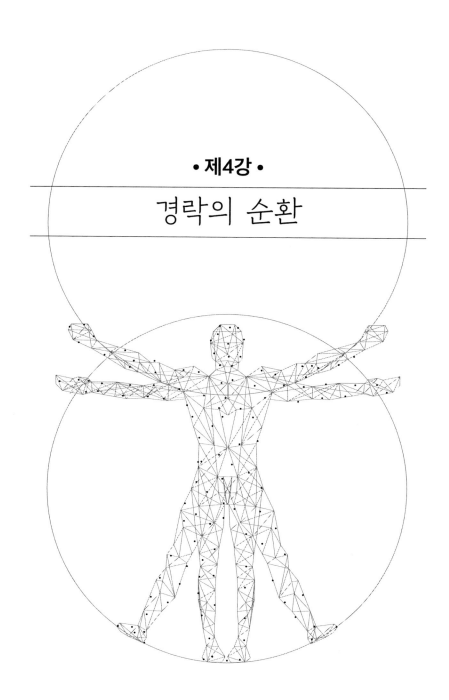

• 제4강 •

경락의 순환

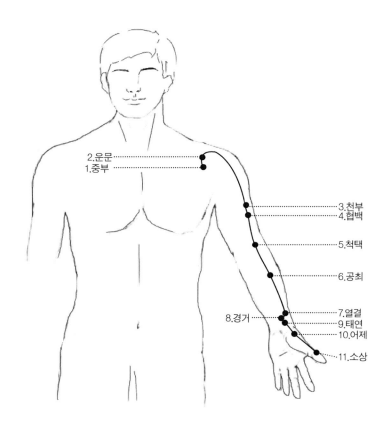

수태음폐경은 12정경 중 수부삼음경(手部三陰經)의 하나이다. 모든 경맥들 중 기본이 되며, 기를 주관하는 경락이다. 천부경락으로는 태음습토(太陰濕土)을 품고 있다. 수태음폐경은 위장에서 시작하여 아래로 내려가 대장과 연계되고, 다시 올라가 위의 분문을 따라 올라가 겨드랑이 밑 천부혈로

---

4) 출처: 한국전통지식포털.

간다. 그곳을 거쳐 어깨 안쪽으로 내려가서 수소음심경 앞을 거쳐 팔꿈치의 척택혈에 이른다. 여기서 다시 팔뚝 안쪽 뼈의 아래로 내려가, 경거와 태연혈을 지나 엄지손가락 끝에서 끝난다. 그 갈라진 가지는 손목 뒤에서 집게손가락 안쪽을 향하여 곧게 뻗어 나와 그 끝에서 대장경과 연계된다.

앞가슴에서 엄지손가락의 손톱 밑까지 11개의 혈이 있다. 양쪽을 합치면 모두 22개가 된다. 폐경에 이상이 생겼을 때 여러 혈자리 중 특정 혈을 누르면 유달리 아픔을 느끼는 곳이 있다. 병의 증세에 따라 활용하는 혈이 다르므로 병증에 맞는 혈을 신중하게 선택해야 한다.

소속경혈은 순행경로에 따라 중부(中府)·운문(雲門)·천부(天府)·협백(俠白)·척택(尺澤)·공최(孔最)·열결(列缺)·경거(經渠)·태연(太淵)·어제(魚際)·소상(少商) 등이 있다.

폐경에 이상이 있는 경우 폐렴, 체한 것, 탈항, 가슴이 답답한 것과 호흡곤란, 팔의 신경통, 인후염, 코감기, 비염, 축농증, 팔목의 관절염, 가슴이 아픈 것, 백내장, 두통, 협심증, 기관지 질환, 안면 신경 경련, 백내장, 소화불량, 입술이 마르는 증상, 폐가 거북하고 부으며 땀은 이슬처럼 맺히고 상기 천식은 물론 목구멍이 막히고 구역질 느낌이 있고 기침과 폐경 상으로 아프다. 가슴이 답답하며 아프고 손바닥이 뜨거우며 어깨가 아프고 오줌에 피가 섞여 나온다. 또 폐렴과 기관지염, 인후염, 편두통, 빈혈, 비염, 축농증, 요골 신경통 등이 발생한다. 폐경에 이상이 있을 때에는 기침이 나고 어깨가 굳으며, 시력 감퇴, 흉부 번민, 견관절부 앞쪽의 둔통, 냉증, 견배부의 통증, 빈뇨증 등이 유발된다.

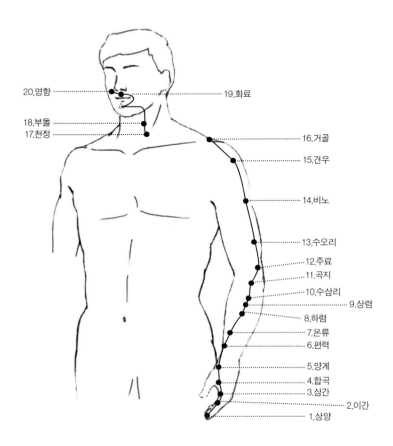

20.영향
19.화료
18.부돌
17.천정
16.거골
15.견우
14.비노
13.수오리
12.주료
11.곡지
10.수삼리
9.상렴
8.하렴
7.온류
6.편력
5.양계
4.합곡
3.삼간
2.이간
1.상양

　　12정경 중 수부삼양경(手部三陽經)의 하나이다. 천부 경락으로 양명조금 (陽明燥金)을 품고 있는 경락이다. 수양명대장경은 식지의 엄지 쪽 말단에 서 시작하여 팔의 바깥쪽 앞부분을 따라 견관절(肩關節)의 앞쪽 윗부분에 이른 다음 등 뒤의 견갑골 상단을 지나 대추혈(大椎穴: 제7경추와 제1흉추 돌 기 사이)에서 교차하여 다시 앞으로 나와 쇄골(鎖骨)로 들어간다. 여기에서 계속 하행하여 폐에 연락되고 횡격막을 통과하여 대장에 속하게 된다.

결분에서 나온 분지는 위로 향해 목으로 올라가, 뺨을 뚫고 아랫니틀로 들어갔다가 다시 나와 입술을 돌아 인중혈에서 양쪽 경맥이 교차된다. 즉 왼쪽의 것은 오른쪽으로 가고 오른쪽의 것은 왼쪽으로 가서 각각 코 옆 영향혈에서 끝난다(여기서부터 족양명과 연계된다).

한편 쇄골 상부에서 상행하여 아랫니속(下齒中)으로 들어갔다가 입술을 돌아 나와 인중(人中)에서 좌우의 경맥이 교차하고 상행하여 비공(鼻孔) 옆 족양명경(足陽明經)으로 연결된다. 수양명대장경은 대장 및 폐·위 등과 관계가 있다.

소속경혈은 순행 순서에 따라 상양(商陽)·이간(二間)·삼간(三間)·합곡(合谷)·양계(陽谿)·편력(偏歷)·온류(溫溜)·하렴(下廉)·상렴(上廉)·수삼리(手三里)·곡지(曲池)·주료(肘髎)·수오리(手五里)·비노(臂臑)·견우(肩髃)·거골(巨骨)·천정(天鼎)·부돌(扶突)·화료(禾髎)·영향(迎香) 등이 있다.

대장경에 이상이 있을 경우에 전신 지절통(손가락 마디마디가 아픈 증상), 전신 유주 관절통(다발성 근육염에 속하며 관절이 습열로 인해 툭 불거져 나오는 증상), 각기증(다리에 힘이 없고 몸살 기운이 있는 증상), 주마담(담痰이 이곳저곳을 옮겨 다녀서 몸이 군데군데 욱신거리고 아픈 병), 장명(배에서 소리가 나는 증상), 설사, 변비, 이질 등 장질환, 인후종통(목이 아픈 것), 편도선염, 두드러기, 만신창(온몸에 퍼진 부스럼), 두창(머리에 나는 부스럼을 통틀어 이르는 증상), 횡격막 경련(딸꾹질) 등이 나타난다. 표리관계인 호흡기계 병증과 손목 질환, 견통, 치통 등 경맥 유주 분포 구역의 병증도 나타난다.

또한 남성의 낭습(음낭에 땀이 많이 나서 축축한 증상), 여성의 적대하증(습열로 오는 증상) 등이 생긴다. 어깨와 팔을 따라 대장경락에서도 압통점이 나타난다. 대장에 숙변이 고여 여러 가지 질병을 일으킨다. 특히 설사나 변비 등 소화기계 질병과 두통, 견갑통 등이 생기며, 눈이 뻐근하고 아프며 목이 타고 바른 기침이 난다.

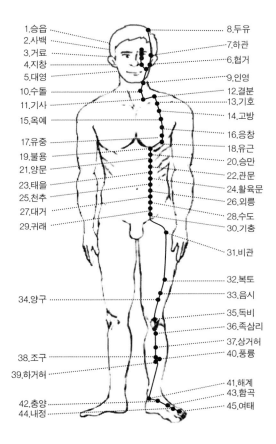

1.승읍
2.사백
3.거료
4.지창
5.대영
10.수돌
11.기사
15.옥예
17.유중
19.불용
21.양문
23.태을
25.천추
27.대거
29.귀래
34.양구
38.조구
39.하거허
42.충양
44.내정

8.두유
7.하관
6.협거
9.인영
12.결분
13.기호
14.고방
16.응창
18.유근
20.승만
22.관문
24.활육문
26.외릉
28.수도
30.기충
31.비관
32.복토
33.음시
35.독비
36.족삼리
37.상거허
40.풍륭
41.해계
43.함곡
45.여태

12정경 중 족부삼양경(足部三陽經)의 하나이다. 천부 경락으로는 양명조금(陽明燥金)이다. 비양방(코 양쪽에서)에서 시작하여 상행하여 비근(鼻根)에서 좌우 경맥이 교차하고, 여기에서 내려와 윗니 속으로 들어간 다음 아래턱 뒤쪽으로 나와 귀 앞을 지나서 전두부로 나오고, 다른 가지는 후두 양쪽을 타고 내려와 횡격막을 통과하여 위에 속하고 비장에 관련된다.

족양명위경은 코의 양옆 영향혈에서 시작하여 상행하였다가 안구 하연에서 내려와 입술을 돌아 하악각으로 향한다. 여기서 귀 앞을 지나 발제(머리카락선)를 따라 앞이마에 다다른다. 하악각에서 나온 분지는 아래로 향해 결분부에 이르고, 하향해서 횡격막을 지나 위에 속하고 비장에 연락된다. 또 다른 결분부(쇄골상와)의 지맥은 가슴과 유두를 지나 하행해서 배꼽을 끼고 하복부의 기충혈로 향한다. 위로 향했던 지맥은 복부 심층을 따라 가슴에서 내려온 지맥과 기충혈에서 회합하고 다리를 내려와 무릎 외측을 지난다. 계속 다리의 전방 외측을 따라 하행하여 발등을 지나 둘째 발가락에서 끝난다.

쇄골(鎖骨) 중앙에서 갈라진 또 다른 맥은 유두를 거쳐 서혜부로 나와 다리의 전외측(前外側)을 따라 둘째 발가락 외측 끝에서 끝난다. 한편, 무릎 아래에서 나누어진 가지는 장딴지 외측을 따라 가운데 발가락 외측으로 흐르고, 발등에서는 엄지발가락의 안쪽 끝으로 나와 족태음비경에 이어진다.

소속경혈은 순행 순서에 따라 승읍(承泣)·사백(四白)·거료(巨髎)·지창(地倉)·대영(大迎)·협거(頰車)·하관(下關)·두유(頭維)·인영(人迎)·수돌(水突)·기사(氣舍)·결분(缺盆)·기호(氣戶)·고방(庫房)·옥예(屋翳)·응창(膺窓)·유중(乳中)·유근(乳根)·불용(不容)·승만(承滿)·양문(梁門)·관문(關門)·태을(太乙)·활육문(滑肉門)·천추(天樞)·외릉(外陵)·대거(大巨)·수도(水道)·귀래(歸來)·기충(氣衝)·비관(髀關)·복토(伏兎)·음시(陰市)·양구(梁丘)·독비(犢鼻)·족삼리(足三里)·상거허(上巨虛)·조구(條口)·하거허(下巨虛)·풍륭(豊隆)·해계(解谿)·충양(衝陽)·함곡(陷谷)·내정(內庭)·여태(厲兌) 등이다.

위경에 이상이 있을 경우에는 위통, 구토, 구갈 등 위 질환이 나타난다. 췌장염과 같은 표리관계의 목, 비(鼻), 구(口), 치통, 인후종통, 열병, 흉복부 질환, 수종, 불면증, 꿈이 많은 증상, 정신 신경계통의 조증(기분의 고양, 의욕의 항진 따위의 상태를 특징으로 하는 정신 장애), 현기증, 안구 충혈, 월경불순, 각기증, 염좌(捻挫: 관절·힘줄·신경 등等이 삐거나 비틀려 생긴 손상) 등 본경 맥 순행 부위의 기타 병증도 나타난다.

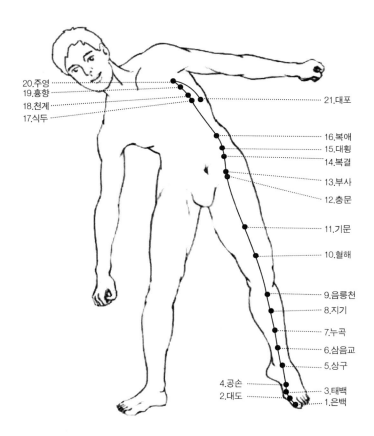

20.주영
19.흉향
18.천계
17.식두

21.대포

16.복애
15.대횡
14.복결
13.부사
12.충문

11.기문

10.혈해

9.음릉천
8.지기

7.누곡
6.삼음교
5.상구

4.공손
2.대도

3.태백
1.은백

12정경의 하나로 좌우 각각 21개씩 총 42개의 혈로 구성된다. 천부경락으로는 태음습토(太陰濕土)이다. 소화기계통의 병, 수분 대사 장애, 비뇨생식기병 등에 이용된다. 엄지발가락 끝에서 시작하여 발 안쪽 아래 기슭을 지나 안쪽 복사뼈의 앞 기슭, 경골 안쪽 기슭을 지나서 넓적다리 안쪽 앞 기슭을 지나 뱃속으로 들어가서 위(胃)에 연계되고 비(脾)에 속(屬)하며 횡격막을 지나 목구멍을 끼고 올라가서 혀뿌리에 연계되는 경락이다. 족태음비경은 사지를 주관하는 경락이다.

소속경혈은 순행 순서에 따라 은백(隱白)·대도(大都)·태백(太白)·공손(公孫)·상구(商丘)·삼음교(三陰交)·누곡(漏谷)·지기(地機)·음릉천(陰陵泉)·혈해(血海)·기문(箕門)·충문(衝門)·부사(府舍)·복결(腹結)·대횡(大橫)·복애(腹哀)·식두(食竇)·천계(天谿)·흉향(胸鄕)·주영(周榮)·대포(大包) 등이다.

비경락에 이상이 생기면 비·췌 질환, 위완통·복창·구토 등 표리관계의 위 질환, 흉협통·변비·설사 등 흉복부 질환, 월경부조·대하·통경·경폐 등 부인과 질환, 유뇨·소변불리·유정 등 비뇨기계 및 생식기계 질환, 혈액과 관계되는 수종, 전신동통 등 본경맥 순행 부위의 기타 병증이 나타난다. 또한 당뇨병, 중풍, 식욕 부진, 중독(미생물, 화학약품, 중금속, 파상풍에 의한 중독), 피부병(버짐, 건선, 입술이 말라서 갈라지는 증상), 황달, 위산 과다, 구토(음식물이 울컥 올라오는 증상), 다래끼, 눈썹이 안구를 찌르는 증상 등이 나타난다. 수태음폐경부터 족태음비경까지가 신체 리듬 경락이다. 신체 리듬은 23일 주기로 운행한다.

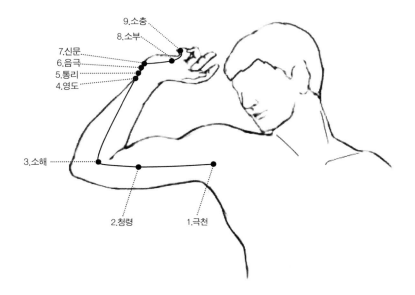

9.소충
8.소부
7.신문
6.음극
5.통리
4.영도
3.소해
2.청령
1.극천

12정경 중 수부삼음경(手部三陰經)의 하나이다. 천부경락으로는 소음군화(少陰君火)이다. 수소음심경은 심장부에서 시작하여 하행하여 횡격막을 통과하고 소장으로 이어진다. 하나의 분지는 상행하여 인두를 통하여 안구로 흐르고 또 다른 경맥은 심장에서 상행하여 겨드랑이 아래로 나온 다음 하행하여 상지의 후내측(後內側)을 따라 새끼손가락 안쪽 끝에서 끝난다. 수소음심경은 심장·소장·폐·신장 등과 관계가 있다.

소속경혈은 순행 경로에 따라 극천(極泉)·청령(靑靈)·소해(少海)·영도(靈道)·통리(通里)·음극(陰郄)·신문(神門)·소부(少府)·소충(少衝) 등이 있다.

수소음심경에 이상이 생기면 심통, 심계, 흉민, 다몽, 건망증, 협통 등의 질환이 나타난다. 또한 인후종통, 목적통, 두통 등 표리관계의 질환과 구갈, 본경맥 순행 부위의 기타 병증이 나타난다. 이밖에도 강박증, 진심통(眞心痛: 심장에 냉기가 들어가 심장에 통증을 일으키는 증상), 냉대하, 양기 부족, 중서증(더위를 먹은 증상), 산후복통, 액취증 등이 나타난다.

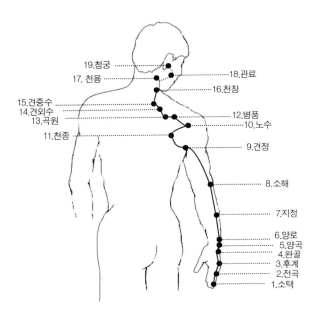

19.청궁
17. 천용
18.관료
16.천창
15.견중수
14.견외수
13.곡원
12.병풍
10.노수
11.천종
9.견정
8.소해
7.지정
6.양로
5.양곡
4.완골
3.후계
2.전곡
1.소택

　12정경 중 수부삼양경(手部三陽經)의 하나이다. 천부경락으로는 태양한
수(太陽寒水)이다. 수태양소장경은 새끼손가락 외측 말단에서 시작하여 상
지의 후외측(後外側)을 따라 어깨에 있는 견갑골 상부를 지나 대추혈(大椎
穴: 제7경추와 제1흉추 돌기 사이)에서 교차한 다음 다시 앞으로 나와 쇄골을
통해 가슴 속으로 들어가 심장에 연락되고 횡격막을 지나 소장에 속한다.
　한편 쇄골 상부에서 목을 지나 상행하여 눈초리를 지나 귀 속으로 들어
가고 다른 한 줄기는 안면의 뺨을 지나 눈구석 밑에서 족태양방광경으로
이어지고 난 다음 뺨에서 멈춘다. 수태양소장경은 소장(小腸) 및 심장·위
등과 관계가 있다.

소속경혈은 순행 경로에 따라 소택(少澤)·전곡(前谷)·후계(後谿)·완골(腕骨)·양곡(陽谷)·양로(養老)·지정(支正)·소해(小海)·견정(肩貞)·노수(臑兪)·천종(天宗)·병풍(秉風)·곡원(曲垣)·견외수(肩外兪)·견중수(肩中兪)·천창(天窓)·천용(天容)·관료(顴髎)·청궁(聽宮) 등이 있다.

소장경에 이상이 생기면 소복통·설사·소변불리 등 내장기 질환, 목통·이명·인후종통·견비통·주완통 등 본경맥 관련 질환, 나력·기천(기질적인 이상이 없는데도 불구하고 환자 자신은 항상 목에 무엇인가 붙어 있는 것을 느끼는 증상) 등 표리관계의 심흉 계통의 질환, 두통·열병·경항강통(목, 어깨 통증) 등 본경맥 순행 부위의 기타 병증이 나타난다. 혈허, 탈모, 혈허두통, 혈허현운(血虛眩暈), 인후염, 폐결핵, 편도선, 갑상선 기능 항진, 여드름, 식욕 부진, 아토피, 월경 과다, 코피, 토혈, 객혈, 혈변, 백혈병, 혈허 이명, 류마티스 관절염, 건선, 가위눌림 증상 등이 나타난다.

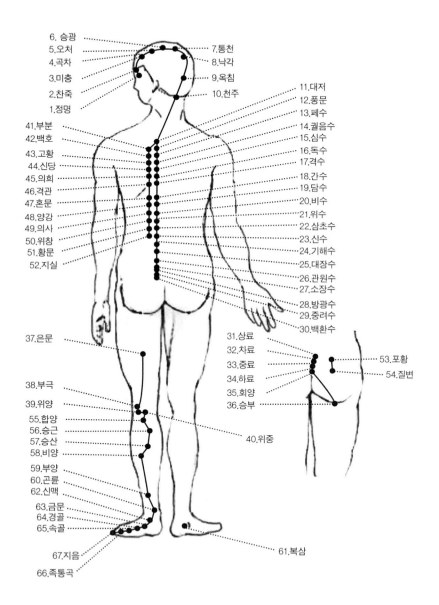

6. 승광
5. 오처
4. 곡차
3. 미충
2. 찬죽
1. 정명

7. 통천
8. 낙각
9. 옥침
10. 천주

11. 대저
12. 풍문
13. 폐수
14. 궐음수
15. 심수
16. 독수
17. 격수
18. 간수
19. 담수
20. 비수
21. 위수
22. 삼초수
23. 신수
24. 기해수
25. 대장수
26. 관원수
27. 소장수
28. 방광수
29. 중려수
30. 백환수

41. 부분
42. 백호
43. 고황
44. 신당
45. 의희
46. 격관
47. 혼문
48. 양강
49. 의사
50. 위창
51. 황문
52. 지실

31. 상료
32. 차료
33. 중료
34. 하료
35. 회양
36. 승부

53. 포황
54. 질변

37. 은문

38. 부극

39. 위양
55. 합양
56. 승근
57. 승산
58. 비양

59. 부양
60. 곤륜
62. 신맥

63. 금문
64. 경골
65. 속골

40. 위중

67. 지음

66. 족통곡

61. 복삼

포인트 크롬 요법

12정경 중 족부삼양경(足部三陽經)의 하나이다. 천부경락으로는 태양한수(太陽寒水)이다. 방광 및 신장·뇌·심장 등과 관련이 있다. 족태양방광경은 눈의 안쪽 경계인 정명에서 시작하여 이마로 올라가 두정으로 간다. 두정부의 지맥은 측두부에 도달한다. 두정부에서 하행하는 맥은 목의 후면으로부터 척추 옆으로 내려와 허리에 이르러, 척추 옆의 근육에서 내강으로 들어가 신장과 연계하며 방광에 속한다.

요부의 지맥은 하행하여 둔부를 지나 슬와(膝窩)로 진입한다. 목의 지맥은 어깨뼈의 안쪽을 지나 둔부로 내려와 다리 후면을 지나 허리의 지맥과 슬와에서 만난다. 슬와에서 하행한 지맥은 비복근을 지나 외과(외측 복숭아뼈)의 후면으로 나와 발의 소지에서 끝난다.

소속경혈은 순행 경로에 따라 정명(睛明)·찬죽(攢竹)·미충(眉衝)·곡차(曲差)·오처(五處)·승광(承光)·통천(通天)·낙각(絡却)·옥침(玉枕)·천주(天柱)·대저(大杼)·풍문(風門)·폐수(肺兪)·궐음수(厥陰兪)·심수(心兪)·독수(督兪)·격수(膈兪)·간수(肝兪)·담수(膽兪)·비수(脾兪)·위수(胃兪)·삼초수(三焦兪)·신수(腎兪)·기해수(氣海兪)·대장수(大腸兪)·관원수(關元兪)·소장수(小腸兪)·방광수(膀胱兪)·중려수(中膂兪)·백환수(白環兪)·상료(上髎)·차료(次髎)·중료(中髎)·하료(下髎)·회양(會陽)·승부(承扶)·은문(殷門)·부극(浮郄)·위양(委陽)·위중(委中)·부분(附分)·백호(魄戶)·고황(膏肓)·신당(神堂)·의희(譩譆)·격관(膈關)·혼문(魂門)·양강(陽綱)·의사(意舍)·위창(胃倉)·황문(肓門)·지실(志室)·포황(胞肓)·질변(秩邊)·합양(合陽)·승근(承筋)·승산(承山)·비양(飛揚)·부양(跗陽)·곤륜(崑崙)·복삼(僕參)·신맥(申脈)·금문(金門)·경골(京骨)·속골(束骨)·족통곡(足通谷)·지음(至陰) 등이 있다.

족태양방광경에 이상이 생기면 소변불리, 유뇨, 혈뇨, 신경성 방광 기능장애 등 방광 질환이 나타난다. 그리고 유정, 월경부조, 수종 등 표리관계의 질환과 두항강통, 두정통, 요, 배, 둔부 질환, 하지외측 질환, 매독, 감기(두통, 오한. 발열), 안구 질환, 화(火)기로 인한 이명, 입안이 마르는 증상, 요통, 저산증, 열증 변비, 신장 결석, 요로결석, 고관절이나 슬관절에서 소리나는 증상 등 본경맥 순행 부위의 기타 병증이 나타난다.

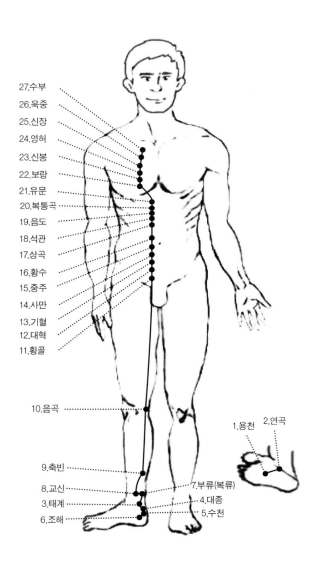

27.수부
26.욱중
25.신장
24.영허
23.신봉
22.보랑
21.유문
20.복통곡
19.음도
18.석관
17.상곡
16.황수
15.중주
14.사만
13.기혈
12.대혁
11.횡골

10.음곡

9.축빈
8.교신
3.태계
6.조해

7.부류(복류)
4.대종
5.수천

1.용천   2.연곡

12정경 중 족부삼음경(足部三陰經)의 하나이다. 천부경락으로는 소음군화(少陰君火)이다. 족소음신경은 신장 및 방광·간·폐·심장 등과 관련이 있다. 족소음신경은 소지의 하면에서 시작하여 발바닥을 지나 내과(안쪽 복숭아뼈)의 후면과 다리 안쪽을 따라서 상행하며, 척주로 들어가 신장에 속하고 방광에 연계한다. 신장에서 직행하는 맥은 간장과 횡격막을 지나 폐속으로 진입하여 목을 통해 혀에 분포된다. 폐의 지맥은 심장에 연계되고 흉중에 유주하여 수궐음경과 서로 연접한다.

소속경혈은 순행 경로에 따라 용천(湧泉)·연곡(然谷)·태계(太谿)·대종(大鐘)·수천(水泉)·조해(照海)·부류(復溜)·교신(交信)·축빈(築賓)·음곡(陰谷)·횡골(橫骨)·대혁(大赫)·기혈(氣穴)·사만(四滿)·중주(中注)·황수(肓兪)·상곡(商曲)·석관(石關)·음도(陰都)·복통곡(腹痛谷)·유문(幽門)·보랑(步廊)·신봉(神封)·영허(靈墟)·신장(神藏)·욱중(彧中)·수부(兪府) 등이 있다.

족소음신경에 이상이 생기면 월경부조, 수종 등 본 장기 연관 질환을 들 수 있다. 소변불리, 유뇨, 혈뇨병 등의 표리관계의 질환과 해수, 기천, 인후종통, 이명, 이농(귀가 안 들리는 증상), 하복통, 실면, 소갈, 하복부 냉증, 요통, 신설(하초 냉증으로 인한 설사), 방광 결석, 신장 결석, 몽정, 목이 쉰 증상, 이를 가는 증상, 콧속의 군살, 건망증, 치매, 감기로 인한 오한 등 본 경맥 순행 부위의 기타 병증이 나타난다. 수소음심경부터 족소음신경까지가 감성 리듬 경락이다. 감성 리듬은 28일 주기로 운행한다.

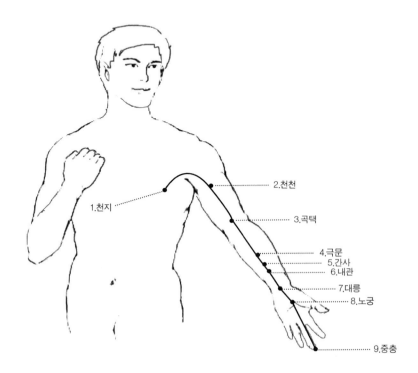

1.천지
2.천천
3.곡택
4.극문
5.간사
6.내관
7.대릉
8.노궁
9.중충

12정경 중 수부삼음경(手部三陰經)의 하나이다. 천부경락으로는 궐음풍목(闕陰風木)이다. 수궐음심포경은 흉중(胸中)에서 시작하여 심포(心包)에 귀속되고 횡격막을 통과하여 상초(上焦)·중초 및 하초의 삼초(三焦)로 이어진다.

다른 가지는 흉부를 따라 옆구리로 가서 상행한 다음 겨드랑이 아래에 이르러 상지 안쪽 중간을 통과하여 가운뎃손가락 안쪽 끝에서 멈춘다. 한편 손바닥 가운데(勞宮)에서 무명지 외측 말단으로 나뉘어 흘러 수소양삼초경(手少陽三焦經)으로 이어진다. 수궐음심포경은 심포 및 삼초와 관련이 있다.

소속경혈은 순행 경로에 따라 천지(天池)·천천(天泉)·곡택(曲澤)·극문(郄門)·간사(間使)·내관(內關)·대릉(大陵)·노궁(勞宮)·중충(中衝) 등이 있다.

수궐음심포경에 이상이 있으면 심통, 흉민, 심계 등 심·심포 연관 질환과 소변불리, 소복통, 이롱, 인후종통 등 표리관계의 질환이 나타난다. 더불어 팔꿈치 관련통 등 본 경맥 순행 부위의 기타 병증 나타난다. 현기증, 건망증, 치매, 극도의 긴장, 색맹, 언어 장애, 난시, 위하수, 방귀가 많이 나오는 증상, 장명(배에서 소리가 나는 병증), 소변의 색이 흰색으로 나오는 증상 등이 나타난다.

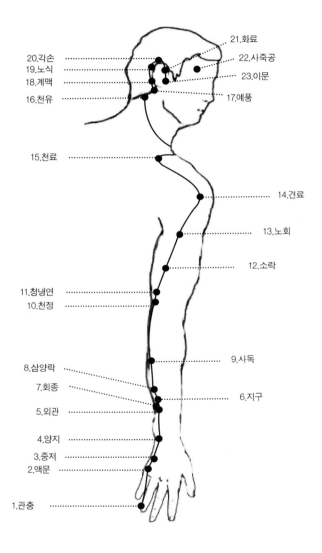

21.화료
20.각손
19.노식
18.계맥
16.천유
22.사죽공
23.이문
17.예풍
15.천료
14.견료
13.노회
12.소락
11.청냉연
10.천정
9.사독
8.삼양락
7.회종
5.외관
6.지구
4.양지
3.중저
2.액문
1.관충

12정경 중 수부삼양경(手部三陽經)의 하나이다. 천부경락으로는 소양상화(少陽相火)이다. 수소양삼초경은 넷째 손가락의 외측 끝에서 시작하여 상지의 외측 중앙을 타고 올라가서 어깨로 나와 쇄골을 거쳐 양쪽 유두(乳頭)의 중앙에서 안으로 들어가 심포(心包)에 연결되며 횡격막을 타고 내려가 삼초(三焦)에 귀속된다.

한편, 그 가지는 양쪽 유두 중간에서 다시 쇄골을 경유하여 목 뒤로 올라가 귀의 뒷부분에 도달하여 귓속으로 들어갔다가 귀 앞으로 나와 눈초리 근처에서 끝나며, 다른 가지는 귀 윗부분에서 하행하여 뺨을 거친 다음 다시 상행하여 눈 아래에서 그친다. 수소양삼초경은 삼초 및 심포와 관련이 있다.

소속경혈은 순행 경로에 따라 관충(關衝)·액문(液門)·중저(中渚)·양지(陽池)·외관(外關)·지구(支溝)·회종(會宗)·삼양락(三陽絡)·사독(四瀆)·천정(天井)·청냉연(淸冷淵)·소락(消濼)·노회(臑會)·견료(肩髎)·천료(天髎)·천유(天牖)·예풍(翳風)·계맥(瘈脈)·노식(顱息)·각손(角孫)·이문(耳門)·화료(和髎)·사죽공(絲竹空) 등이 있다.

수소양삼초경에 이상이 생기면 이롱(소리를 듣지 못하는 증상), 목적(눈 흰자위가 충혈되는 병), 변비, 복창(배가 더부룩하면서 불러 오르는 병증), 유뇨, 견비외측 동통 등 삼초 연관 질환이 나타난다. 그리고 전간(발작적으로 의식장애가 오는 것을 주증으로 하는 병증), 소아경풍, 열병 등 표리관계 질환과 협늑통, 소갈 등 본경맥 순행 부위의 기타 병증이 나타난다. 또한 정신분열증, 히스테리, 강박증, 두통 중에서도 골이 쪼개질 것 같은 심한 두통, 이하선염, 설하선염, 악하선염, 냉대하, 견관절주위염, 늑막염, 하초낭습, 양기 부족, 설사, 하복 냉증, 각기증, 유주통(전신의 통증), 불면증, 코가 마르는 병증, 설열(열로 인해 혓바닥이 갈라지는 병증) 등이 나타난다.

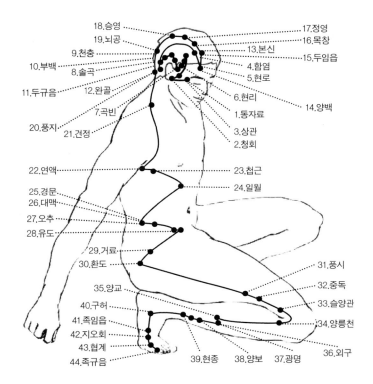

18.승영
19.뇌공
9.천충
10.부백
8.솔곡
11.두규음
12.완골
7.곡빈
20.풍지
21.견정

17.정영
16.목창
13.본신
4.함염
15.두임읍
5.현로
6.현리
1.동자료
14.양백
3.상관
2.청회

22.연액
25.경문
26.대맥
27.오추
28.유도

23.첩근
24.일월

29.거료
30.환도
35.양교
40.구허
41.족임읍
42.지오회
43.협계
44.족규음

31.풍시
32.중독
33.슬양관
34.양릉천
36.외구

39.현종 38.양보 37.광명

12정경 중 족부삼양경(足部三陽經)의 하나이다. 천부경락으로는 소양상화(少陽相火)이다. 족소양담경은 눈의 외측에서 시작하여 이마까지 상행하다가 측두부로 내려와 귀 뒤를 돌아 경부를 거쳐 견상에 도달한 뒤 결분위에 진입한다. 귀의 지맥은 귀 뒤에서 귀 내부로 진입하였다가 다시 귀 앞으로 나와 눈의 외측으로 향한다.

눈 외측의 분지는 뺨을 지나 경부로 하행하여 결분부에 도달하여 흉중으로 진입하여 횡격막을 지나 간장에 연계되고 담에 속한다. 하행하는 지맥은 협륵의 내부로 내려와 서혜부를 지나 고관절부로 진입한다. 결분부에서 또 다른 지맥은 겨드랑이 앞으로 가서 옆구리를 타고 내려와 고관절부에서 간의 지맥과 만난다.

고관절 부위에서 다시 대퇴부와 무릎의 외측을 지나 하행하여 복숭아뼈 전면을 지나 족부의 제4지 외측단에 진입한다. 족부의 지맥은 제 1, 2 중족골 사이를 따라 엄지발가락에서 족궐음간경과 연계한다.

소속경혈은 순행 경로에 따라 동자료(瞳子髎)·청회(聽會)·상관(上關)·함염(頷厭)·현로(懸顱)·현리(懸釐)·곡빈(曲鬢)·솔곡(率谷)·천충(天衝)·부백(浮白)·두규음(頭竅陰)·완골(完骨)·본신(本神)·양백(陽白)·두임읍(頭臨泣)·목창(目窓)·정영(正營)·승령(承靈)·뇌공(腦空)·풍지(風池)·견정(肩井)·연액(淵腋)·첩근(輒筋)·일월(日月)·경문(京門)·대맥(帶脈)·오추(五樞)·유도(維道)·거료(居髎)·환도(環跳)·풍시(風市)·중독(中瀆)·슬양관(膝陽關)·양릉천(陽陵泉)·양교(陽交)·외구(外丘)·광명(光明)·양보(陽輔)·현종(懸鍾)·구허(丘墟)·족임읍(足臨泣)·지오회(地五會)·협계(俠谿)·족규음(足竅陰) 등이 있다.

족소양담경에 이상이 생긴 경우에는 목현(눈앞이 캄캄하고 꽃 같은 헛것이 어른거리는 증상), 목통, 이명, 이롱, 황달 등 본경맥 관련 질환과 협통, 협늑창통, 요협통 등 신체의 측면질환이 나타난다. 그리고 흉만, 항간, 견배통, 상지불수, 하지위비, 족부종통 등 본경맥 순행 부위의 병증 및 월경부조, 소변불리 등 본 경맥 순행 부위의 기타 병증이 나타난다. 또한 기생충 감염, 편두통, 눈이 침침해지는 병증, 히스테리, 뇌전증(간질), 대인기피증, 양기 부족, 단백질이나 지방이 소화가 안 되는 증상, 냉대하증, 쥐가 자주 나는 증상, 통비(피부가 닿을 때 아픈 증상), 어깨가 묵직한 증상, 안면 신경 마비, 관절이나 근육이 경직되는 증상, 불면증, 안구 충혈 등이 생길 수 있다.

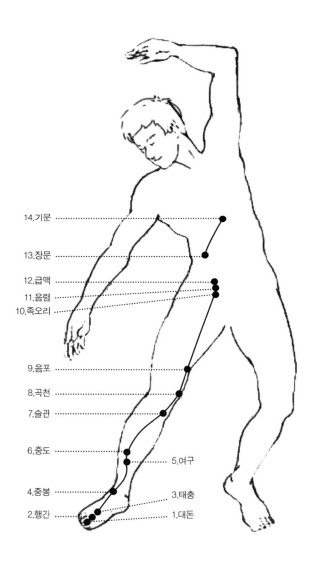

14.기문

13.장문

12.급맥

11.음렴

10.족오리

9.음포

8.곡천

7.슬관

6.중도

5.여구

4.중봉

3.태충

2.행간

1.대돈

12정경 중 족부삼음경(足部三陰經)의 하나이다. 천부경락으로는 궐음풍목(闕陰風木)이다. 엄지발가락 후외방(後外方)에서 시작하여 발등을 따라 상행하여 대퇴부 안쪽을 지나 생식기를 돌아 나와 소복(小腹)에서 임맥(任脈)과 만난다. 계속하여 위부(胃部) 측면을 거쳐 간에 귀속되고 담에 연락되며, 상행하여 횡격막을 통과하고 옆구리를 지나 눈 주위에 연결되고 두정부(頭頂部)까지 다다르며, 눈 주위에서는 다시 하행하여 입술 안으로 들어간다.

한편, 간장에서 횡격막을 지나 폐장에 연결되는데, 여기서 12정경의 순행이 끝나고 다시 수태음폐경(手太陰肺經)에서부터 순행이 시작된다. 족궐음간경은 간 및 담·폐·위·신·뇌 등과 관련이 있다.

소속경혈은 순행 경로에 따라 대돈(大敦)·행간(行間)·태충(太衝)·중봉(中封)·여구(蠡溝)·중도(中都)·슬관(膝關)·곡천(曲泉)·음포(陰包)·족오리(足五里)·음렴(陰廉)·급맥(急脈)·장문(章門)·기문(期門) 등이 있다.

족궐음간경에 이상이 있을 경우에는 흉민(가슴이 답답하고 초조한 증상), 황달 등 본경 및 장 관련 질환, 슬부종통 등 본경맥 순행 부위의 질환, 산기, 음경통, 월경부조, 경폐, 유정, 소변불리 등 부인과 및 목통, 두통, 현훈, 딸꾹질 등 본 경맥 순행 부위의 기타 병증이 나타난다. 유주성 관절염, 다발성 근육염, 근위증(힘줄이 힘없이 늘어지는 병증), 위산 과다, 편도선염, 신트림, 고혈압, 뇌전증(간질), 치질, 정맥류, 난청, 코가 마른 증상, 냄새를 맡지 못하는 병증, 여드름, 감창, 불면증, 설염(혓바늘), 식욕 부진, 피부병, 근무력증, 우울증, 유뇨증, 임질, 냉대하, 근산증(남자는 여자가 성적 욕구를 충족시키지 못했을 때 근육이 위축되는 증상, 근위증의 반대) 등이 나타난다. 수궐음삼포경부터 족궐음간경까지가 지성 리듬 경락이다. 지성 리듬은 33일 주기로 운행한다.

> 참고: 같은 질병이라도 환자의 체형에 따라 경락을 다르게 적용할 수 있으므로 마른 체형과 비만 체형을 구분하는 것이 매우 중요하다.

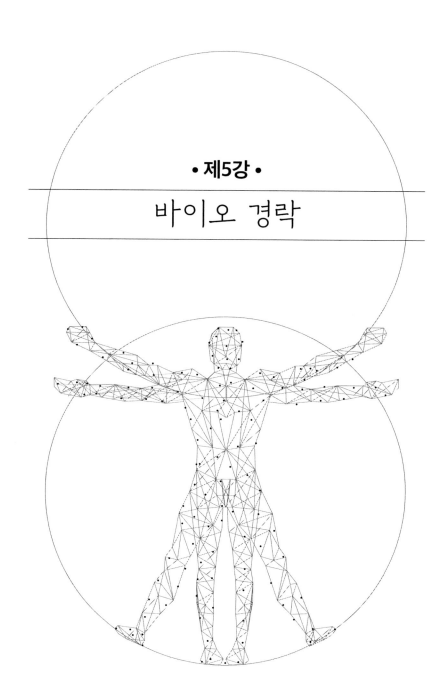

• 제5강 •

바이오 경락

1 서양의 바이오리듬과 동양의학의 천부 경락에서 본바이오리듬

바이오리듬(인간주기율, 人間週期律, 생체 리듬)은 1906년 독일의 의사 W. 프리즈가 환자의 임상연구를 토대로 발표한 학설에서 처음 언급된 개념이다. 모든 인간은 출생일을 기점으로 신체(physical)는 23일, 감성(emotional)은 28일, 지성(intellectual)은 33일의 주기를 가지고 상승, 또는 저조의 변화를 보인다는 학설이다. 신체(physical)·감성(emotional)·지성(intellectual)의 머리글자를 따서 PSI 학설이라고도 한다. 또, 통속적으로는 생물 시계나 체내시계라고도 한다. 그는 남자와 여자는 각각 남성인자(신체 리듬: P)와 여성인자(감성 리듬: S)에 의해서 지배되며, 남성인자는 23일, 여성인자는 28일의 주기가 있음을 알아냈다. 더불어 기억력 등 지적인 면도 33일을 주기(I)로 하는 주파가 있다는 것을 발견했다.

1928년에 신체·감정·지성의 컨디션을 탄생일로부터 간단히 산출해 내는 표를 만들어 스포츠나 의학에서 이용할 수 있는 길을 열었다. 이는 그 후 직장에서의 능률 유지·안전 관리 등에도 폭넓게 이용되었다.

서양의 바이오리듬과 마찬가지로 동양의학의 천부 경락에서도 인간의 생체 리듬[5]을 3가지로 구분하였다. 신체 리듬, 감성 리듬, 지성 리듬이 그 것이다. 천부 경락에서 본 바이오리듬(생체 리듬)은 1차 욕망의 신체 리듬으로 태음경과 양명경이 있다. 이에 속하는 욕망은 재물욕, 식욕, 배고픔, 음욕, 갈증 등을 들 수 있다. 경락으로는 수태음폐경, 족태음비경, 수양명대장경, 족양명위경 등이 있다.

---

5) 김홍경, 『동양의학혁명총론』, 신농백초, 1994.

천부 경락에 속하는 2차 욕망의 감성 리듬으로는 소음경과 태양경이 있다. 이에 속하는 욕망은 예술욕, 성욕, 욕정, 만족 등이 있다. 경락으로는 수소음심경, 족소음신경, 수태양소장경, 족태양방광경 등이 있다.

천부 경락에 속하는 3차 욕망의 지성 리듬은 궐음경과 소양경으로 나눌 수 있다. 여기에는 명예, 권력, 지식 등이 속한다. 경락으로는 수궐음심포경, 족궐음간경, 수소양삼초경, 족소양담경 등이 있다.

인간은 태어날 때부터 부모로부터 신체적, 감성적, 지성적으로 발달된 다양한 유전 형질을 물려받는다. 신체적으로 뛰어난 형질을 물려받은 사람은 운동 신경이 뛰어나 같은 조건에서 운동을 해도 남보다 월등한 성적을 거둘 수 있으며, 육체적으로 할 수 있는 일의 범위가 넓어 일을 보다 효과적으로 할 수 있다.

또, 감성적으로 뛰어난 형질을 갖고 태어난 사람은 다른 사람들보다 예술적 감각이 뛰어나 그 방면에서 탁월한 재능을 발휘할 수 있다. 마찬가지로 지성적 형질을 타고난 사람은 학문 분야에서 두각을 나타내며, 명예욕과 권력욕도 강해 리더로서 성장할 가능성이 높다.

동양의학의 천부 경락에서 본 바이오리듬(생체 리듬)은 천부 경락의 다양한 생체 리듬을 조절하여 인간의 능력을 극대화시킬 수 있다고 생각했다. 예를 들어 운동 신경이 발달하지 못한 사람은 신체 경락을 조절하여, 운동 신경을 발달시킬 수 있다. 감성 리듬이 발달하지 않는 사람도 감성 경락을 조절하면 예술적인 면을 강화시킬 수 있으며, 마찬가지로 지성 리듬이 발달하지 못한 사람도 지성 리듬을 조절하면 학문적 성취를 이룰 수 있다고 보았다.

2 바이오 경락

1) 신체 경락

(1) 태음경

① 수태음폐경

모든 경락의 기시경으로 폐경은 사람에게 넉넉한 마음, 부유함, 안락
감을 준다. 인체의 장기 중 탄력성이 가장 뛰어난 장기가 폐이고, '폐
(肺)'라는 글자의 '육(肉)'과 '시(市)' 구성에서 알 수 있듯이 모든 기의 교
환이 이루어지는 장소이다. 오행상 금, 6기상 토로 되어 있어 탄력성
이 있다. 포인트 크롬에서 수태음폐경은 갯벌, 습지, 늪에 비유한다.

② 족태음비경

인체의 중앙토로서 인간의 사고력을 길러 준다. 비주운화 기능이 있
고, 5행상 토이며, 6기상 토이다. 중앙토는 변화하는 능력이 있으며,
기를 소통하고 운전하는 역할을 한다. 포인트 크롬에서 족태음비경은
강물 혹은 개천에 비유한다.

(2) 양명경

① 수양명대장경

양명조금으로 인체의 골격 즉, 기초적 뼈대를 양명에 비유할 수 있다.

양명의 성질은 다소 뻣뻣하고, 견고하고, 건조하며, 키가 쭉쭉 자라는 형상이다. 5행상 금이며, 6기상 금이다. 이 경락은 가장 투명하고 양명하므로 속에 있는 열이나 병변이 잘 드러난다. 포인트 크롬에서 수양명대장경은 바위, 철광석에 비유한다.

② 족양명위경

위는 주조희습하는데 자신의 희습함을 손하면서 인체의 정상생리를 유지한다. 5행상 토에 해당하며, 6기상 금이다. 이 경락은 중앙토로서 오행의 중심을 잡아 주는 역할을 한다. 포인트 크롬에서 족양명위경은 토지, 땅에 비유한다.

2) 감성 경락

(1) 소음경

① 수소음심경

심은 군주지관이고 심장신한다. 신명의 극치이며 무아 상태를 말한다. 오행상 화, 6기상 화로서 심은 정열의 상징이고, 미적인 감각을 말하고, 에너지를 고양시켜 주며 현명함, 지혜, 특히 아주 밝은 지혜를 말한다. 포인트 크롬에서 수소음심경은 모닥불에 비유한다.

② 족소음신경

오행상 수, 6기상 화로서 인체의 근원으로 정이며, 선천지정이다. 즉 근원적인 에너지의 공급처라고 볼 수 있다. 포인트 크롬에서 족소음신경은 석유나 온천수에 비유한다.

(2) 태양경

태양은 한수이니 일체의 열을 다스린다. 소음과 짝을 이루며 묵묵히 권하는 침착하고 정숙한 기운 같은 것을 말한다. 조심성. 공포. 경계심 등에 해당하고 위축시키는 힘이 있다.

① 수태양소장경

수태양소장경은 오행상 화, 6기상 수로 족태양방광경과는 달리 따뜻한 물, 즉 인체의 혈에 해당한다고 볼 수 있다. 5행상 화, 6기상 수이며, 나아가 수를 창조하는 시작이 되기도 한다. 포인트 크롬에서 수태양소장경은 용암에 비유한다.

② 족태양방광경

우주의 바다와 같은 성질을 갖고 있으며, 그 기가 가장 웅대하나 찬 기운이 강하고 관문의 덕을 가지고 있다. 또한 긴장성에 해당하니 정숙함이 있다. 5행상 수, 6기상 수이다. 포인트 크롬에서 족태양방광경은 바다에 비유한다.

3) 지성경락

(1) 궐음경

궐음은 무형(권력, 명예)에 대한 욕망을 나타내며 자존심을 뜻한다. 상대되는 경락은 소양으로 소양지기의 병을 치료한다. 또한 맛에 있어서 산미에 속하므로 수렴 작용이 강하다.

① 수궐음심포경

심포는 의식, 지식에 관계되는 기관이다. 5행상 화이고 6기상 목에 해당한다. 유용무상하며 일체의 지성 활동에 해당하고 의식불명, 기억력 상실, 열등감 등 의식에 대한 각성제 역할을 한다. 포인트 크롬에서 수궐음심포경은 산들바람이나 봄바람에 비유한다.

② 족궐음간경

심포는 의식, 간은 지식과 장군지관이다. 5행상 목에 해당하며, 6기상 목이다. 인체 내의 방패 역할을 한다. 포인트 크롬에서 족궐음간경은 태풍에 비유한다.

(2) 소양경

궐음과 상대를 이루며 소양상화지기는 소음군화와 달리 화이나 빛에 해당한다. 소양상화가 병적인 기로 작용할 때는 분노 등과 같은 부정적 상황에서 발생하는 화이며, 소음군화는 긍정적인 기운이 작용할 때 나오는 화이다.

① 수소양삼초경

5행상 화, 6기상 상화로 삼초는 유명무형하며 지식의 배설작용을 한다. 즉, 삼초지기는 어린아이의 천진, 순진무구함과 같다. 정신적인 차원에서 보면 만족하는 지혜, 유머 감각, 풍자, 해학이 있다. 포인트 크롬에서 수소양삼초경은 태양에 비유한다.

② 족소양담경

오행상 목, 6기상 화로서 담은 중정지관으로 마음의 중심을 잡아 주고, 살피고 견제하는 힘이 있다. 담경의 성격은 뜨겁지는 않으나 밝은 달에 비유되며 음습한 속을 밝게 비추어주는 광명이다. 포인트 크롬에서 족소양담경은 달에 비유한다.

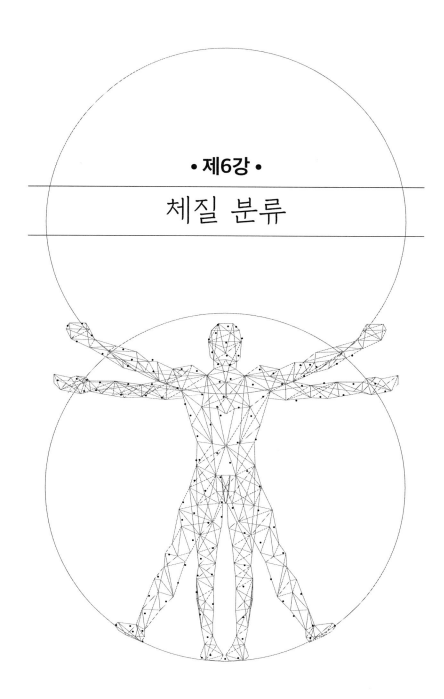

• 제6강 •

체질 분류

체질(사상체질, 오행체질, 팔체질, 혈액형)에 따라서 음식물을 섭취한 후에 소화 흡수 과정이 다르다. 장부의 대소, 기능이 다르기 때문이다. 소화는 기계적(물리적) 소화와 화학적 소화로 구분할 수 있다. 이 둘은 한곳에서 동시에 이루어진다. 기계적 소화는 입에서 씹고 부수고 으깨어 작게 만드는 것이다. 음식물이 일단 입에 들어가면 목에서 넘기기 편하게 부수어진다. 동시에 입에서는 아밀라아제라는 효소가 침샘(salivary glands)에서 분비되어 화학적 소화가 이루어진다. 보통 입안의 pH는 6~7 정도의 중성을 띠고 있는데, 아밀라아제는 pH가 중성일 때 소화 효소 반응을 일으킨다.

입에서 잘게 부수어진 음식물들은 식도를 통해 위로 가게 된다. 이 과정에서 녹말은 이당류로 분해된다. 위에서는 펩신이라는 소화효소가 위산(pH 2~3 정도의 강산성)과 결합하여 단백질을 분해하기 시작한다. 소화 효소의 pH는 효소마다 다르기 때문에 pH는 소화 과정에서 매우 중요한 역할을 한다.

위장 속에서는 일부 단백질이 소화효소 반응을 거쳐 소화 작용을 일으키고, 남은 음식물들을 잘게 부수고 살균 작용을 한다. 위에서 소화된 음식물은 유문 반사를 통해 십이지장으로 내려오면 췌장에서는 중탄산나트륨($NaCo_3$)을 분비하여 음식물과 결합하여 pH가 6~7로 만들어지면, 췌장에서는 각종 소화액이 분비되어 지방은 지방산과 글리세롤로, 탄수화물은 포도당으로, 단백질은 아미노산으로 분해되어 장에서 흡수된다.

우리가 섭취한 음식물은 입에서 물리적, 화학적 소화 과정을 거친다. 입에서는 아밀라아제가, 위장 속에서는 살균 및 단백질의 소화 과정을 거친다. 더불어 췌장에서는 프로테아제와 리파아제 및 다양한 효소가 분비되어 음식물과 섞인다. 이와 함께 담낭에서는 담즙의 분비로 지방인 고분자 물질을 흡수할 수 있게 잘게 부수어 주는 역할을 한다.

사람은 식물처럼 자체적으로 에너지를 얻을 수 없고, 반드시 음식을 섭취해야 살 수 있다. 이를 위해 소화와 흡수는 가장 중요한 일 중 하나이

포인트 크롬 요법

다. 이러한 관점에서 볼 때 체질에 따라서 음식 섭취는 건강한 생활을 영위하기 위해서 꼭 필요한 일이다.

예를 들어 체질 중 태음인은 육식 동물에 비유할 수 있다. 육식 동물은 목(간, 담)의 기능이 왕성하여 동물성 음식을 통해서 목의 기운을 충족시켜야 다른 장부에 손상이 없다.

반대로 태양인은 초식 동물에 해당된다. 초식 동물은 목(간, 담낭)의 기능이 약하고 금(폐, 대장)의 기능이 왕성하다. 따라서 태양인은 식물성 음식으로 목(간, 담낭)의 부담을 덜어 주고, 왕성한 금(폐, 대장)의 기능을 활성화시켜야 다른 장부에 부담이 없다.

소양인은 쉽게 말하면 잡식성 동물에 해당된다. 소양인은 토(췌장, 위)의 기능이 너무 왕성하여 각종 소화액 분비량도 많다. 만약 편식을 하게 되면 질병이 올 수 있다. 그러므로 편식보다는 다양한 음식 섭취(채식 + 육식)를 통해서 토(췌장, 위장)의 넘치는 기운이 다른 장부로 악영향을 미치지 못하게 해야 한다.

소음인은 토(췌장, 위장)의 기능이 매우 약하기 때문에 음식 섭취를 조금씩 자주하여 토(췌장, 위장)의 부담을 덜어 주어야 한다. 이렇게 함으로써 소화되지 않은 음식의 부패를 막아 독소를 차단할 수 있다.

분해된 영양분은 혈관을 통하여 혈액으로 흡수된다. 다만 체질을 가리지 않고 음식물을 섭취할 경우, 여분의 음식물은 소장과 대장에 머물러 있게 된다. 이것은 박테리아, 곰팡이, 기생충의 먹이가 되고, 장내의 유해균이 급속도로 증가하게 되어 독소를 만들어 낸다. 독소는 소화기 벽에 손상(위궤양, 십이지궤양 등)을 주며 각종 만성 소화기 질환의 원인이 된다. 더불어 다양한 암과 방광염, 췌장염, 신장염, 자가 면역 질환, 난치성 질환, 간장 질환 등을 일으킬 수 있다.

1 체질의 분류와 포인트 크롬 요법

체질을 분류하는 방법에는 사상체질, 육경체질, 오행체질, 팔상체질, 십체질, 25체질 등 여러 가지가 있다. 그중 일반적으로 사용하는 체질은 사상체질, 오행체질, 팔상체질, 혈액형으로 분류한 체질이다.

사상체질은 태음인, 소양인, 태양인, 소음인으로 나누어진다. 사상체질은 맥을 통해 체질을 분류하는데, 사상맥진법[6]이 주로 사용된다.

일반적으로 맥을 진단하는 방법은 팔에 있는 폐경락의 촌관척 부위에 손끝을 대어 맥박의 강약에 따라 병증의 허와 실을 구분하는 것이다.

1) 사상 체질의 분류

(1) 태양인(太陽人)

① 신체적 특성
- 태양인은 폐(肺)의 기능이 좋고 간(肝)의 기능은 약하다. 외형상으로 폐가 있는 등과 가슴 위쪽이 발달하고 간이 있는 허리와 배꼽 사이가 덜 발달한 체질이다.
- 하체가 약한 편이어서 오래 걷거나 서 있는 것을 좋아하지 않는다. 때와 장소를 가리지 않고 앉거나 눕기를 좋아한다.
- 머리가 크고 이마는 툭 불거져 나와 있다. 용모가 뚜렷하고 얼굴이

---

6) 이종오, 『신비한 체질의 세계』, 서원당, 1991.

밝은 형이며, 뚱뚱한 사람은 드물다.
- 태양인 여자는 몸이 건강하고 실하지만, 옆구리나 허리가 빈약하고 자궁의 발육이 좋지 않아 남자처럼 보일 뿐만 아니라 임신을 하지 못하는 경우도 있다.
- 손과 발의 민첩함이나 강함이 요구되는 구기, 투기와 같은 운동에 재능이 없는 편이다.
- 태양인들은 초점이 하나가 아니고 여러 개이다. 그래서 균형 감각이 좋다.

② 생리현상에 따른 특성
- 기를 내쉬는 폐 기능은 강한 반면 액을 받아들이는 간 기능이 약하다. 음식을 소화하고 흡수하는 기능 또한 약해서 대체로 몸이 마른 편이다.
- 기운은 온기여서 몸은 따뜻한 편이고, 식도 부위가 튼튼하다.
- 소변(小便)이 많다.
- 태음인, 소음인과 비교 할 때 귀와 눈의 듣고 보는 능력이 강하여 음이나 색감을 활용하는 예술적 감각이 상대적으로 우월하다.
- 폐의 작용에 해당하는 배움에 능하나, 간의 작용에 해당하는 생각함이 부족하다.
- 직관에 의한 상황 판단력이 뛰어나다. 영감이 있으며 총명하다.

사상체질 중 태양인의 감별은 맥상으로 구분한다. 맥으로 구분하는 방법은 촌, 관, 척의 위치에서 검지를 관의 위치에다 놓고 척의 자리에는 장지, 그다음 위치에 약지 손가락을 가볍게 놓고 실한지 허한지를 구분한다. 동시에 검지와 약지가 실하게 느껴지면 태양인으로 판별할 수 있다.
자율신경의 분류법으로 태양인은 교감신경 긴장형이다.

경락 치료 시 태양인은 폐대 간소이므로 간경(지성경락, 포인트 크롬 요법 No.4)의 정격을, 폐경(신체 경락, 포인트 크롬 요법 No.6)의 승격을 사용한다.

태양인이 잘 걸리는 질환은 안 질환, 간 질환, 비뇨생식기 질환, 인후 질환, 견비통, 요통, 담석증, 야뇨증, 소화불량 등이 있다.

▶ **유익한 음식:** 메밀, 쌀, 팥, 오이, 배추, 조개류, 고등어, 갈치, 게, 새우, 푸른 채소, 김, 미역, 포도, 앵두 귤, 사과, 오렌지, 복숭아, 딸기, 바나나, 파인애플, 겨자, 후추, 코코아, 초콜릿, 포도당 수액 주사.

▶ **해로운 음식:** 모든 육류, 기름류, 기호품, 술, 밀가루 제품, 수수, 콩, 우유, 설탕, 커피, 멜론, 밤, 잣, 사과, 참외, 수박, 은행, 도라지, 연근, 무, 당근. 마늘, 계란, 녹용, 인삼, 모든 양약. 비타민(A, D, E).

(2) 소양인(小陽人)

① 신체적 특성
- 흉골이 발달하여 가슴 부위가 성장하고 충실한 반면 방광 부위가 빈약하여 오래 앉아 있지를 못한다.
- 등대(척추)가 실하기 때문에 나이가 들어도 등이 휘지 않는다.
- 얼굴은 붉거나 희며 혈색은 비교적 맑고 밝다. 손목이나 발목이 가늘고 작다. 어깨를 앞으로 내밀고 두 팔을 흔들면서 걷는다.
- 말하는 것이나 몸가짐이 민첩해서 경솔하게 보이기도 한다.
- 태음인 및 소음인에 비하여 비장(췌장)이 강하고, 근육 발달은 좋지만 운동신경이 둔한 편이다.

② 생리현상에 따른 특성

- 비(췌장)위의 기능(機能)이 좋고 신장(腎臟) 방광의 기능(機能)이 약하
  다. 즉, 소화력(消化力)이 왕성(旺盛)하나 비뇨, 배설 기능은 떨어진
  다. 위가 튼튼한 만큼 받아들인 음식을 소화하고 흡수하는 소장의
  기능이 위만큼 강하지 못하다.
- 소양인의 기운은 열기여서 몸은 뜨겁게 느껴지고 눈에서는 기가 뿜
  어 나오는 것같이 보이는 것이 특색이다.
- 먹는 양에 비해 몸이 비대한 사람은 많지 않다.
- 어깨나 손의 근육이 잘 발달하여 외형적으로는 활동력이 있어 보인
  다. 그러나 하체의 힘이 상체에 비해 부족함을 느끼며 골다공증도
  비교적 쉽게 오는 편이다.
- 여자(女子)는 젖가슴이 발달하여 산후에 유즙의 분비가 왕성하나 젖
  몸살이나 유선염은 상대적으로 적은 편이다.
- 태음인 및 소음인에 비하여 귀와 눈의 보고 듣는 능력이 강하여 음
  이나 색감을 활용하는 예술적 감각이 상대적으로 우월하다. 특히
  미적 감각이 있다.
- 신장 방광의 기능이 약하므로 지혜롭지 못한 행동을 하기도 한다.
- 땀이 별로 없고 남자(男子)는 정력부족(精力不足), 여자(女子)는 다산
  (多産)을 못한다.

사상체질 중 소양인의 감별은 맥상으로 구분한다. 맥으로 구분하는 방
법은 촌, 관, 척의 위치에서 검지를 관의 위치에다 놓고 척의 자리에는 장
지 그다음 위치에 약지 손가락을 가볍게 놓고 실한지 허한지를 구분하여
검지에서 가장 실하게 느껴지면 소양인으로 판별할 수 있다.

경락 치료 시 소양인은 비(췌장)대 신소이므로 신경(감성 경락, 포인트 크롬
요법 No. 2)의 정격을, 비경(신체 경락, 포인트 크롬 No.3)의 승격을 사용한다.

소양인이 잘 걸리는 질환은 고혈압, 요통, 관절통, 좌골 신경통, 불안증, 심계항진, 다몽증, 비만증, 탈모증, 당뇨병 등등이며, 일반적으로 여자는 출산 시 허리의 통증을 호소하는 경우가 많다.

▶ **유익한 음식**: 쌀, 보리, 밀가루 제품, 콩, 팥, 배추, 양배추, 무, 오이, 돼지고기, 계란, 조개류, 생굴, 게, 새우, 감, 배, 수박, 참외, 파인애플, 바나나, 포도, 딸기, 얼음, 초콜릿, 비타민 E, 비타민 K, 수액 주사.

※ 주의: 소양인은 비타민 C 수액 주사를 금해야 한다. 자칫하면 쇼크를 일으킬 수 있다.

▶ **해로운 음식**: 찹쌀, 차조, 파, 감자, 고구마, 미역, 닭고기, 염소고기, 개고기, 노루고기, 후추, 겨자, 계피, 카레 파, 생강, 사과, 귤, 오렌지, 인삼, 벌꿀, 항생물질(페니실린), 비타민 B, 수액 주사.

▶ **유익한 약재**: 숙지황, 활석, 산약, 산수유, 목단피, 택사, 목통, 왕령, 황백, 방풍, 자호.

(3) 태음인(太陰人)

① 신체적 특성

- 간(肝)의 기능(機能)이 좋고 폐(肺), 심장(心臟), 대장(大腸), 피부(皮膚) 기능(機能)이 약(弱)하다.
- 태양인과는 반대로 몸의 중간 부위는 실하고 밖은 허한 것이 특색이다. 서 있는 모습을 보면 배가 나오고 뚱뚱하며 웅장하다.
- 외형상으로는 허리 이하가 발달하고 반대로 가슴 윗부분이 덜 발달한다. 그래서 허리 부위의 형세가 성장하여 서 있는 자세가 굳건해

보이나 목덜미의 기세는 약하다.
- 이마의 기세가 빈약하여 목이 뒤로 젖혀지고 목젖이 나오는 경우가 많으며, 목이 굵은 경우에는 가슴 윗부분이 좁고 약하게 보이며 반대로 허리 부위가 왕성하게 느껴진다.
- 일반적으로 키가 크고 체격이 좋은 편이다. 여위고 키가 작은 경우는 드물다. 대개는 살이 쪘고 체격이 건실하다. 간혹 수척한 사람도 있으나 골격만은 건실하다.
- 코끝이 발달해 있다.
- 얼굴은 희고 창백하거나 누렇고 검붉은 색이다.
- 태양인 및 소양인에 비하여 손과 발을 활용하는 운동에 재능이 있다. 특히 발에 재능이 있다.

② 생리현상에 따른 특성
- 면역 및 생식 기능은 강하나 호흡 기능은 약하다.
- 기운은 양기라서 몸은 서늘한 편이고, 허리와 배꼽 부위 이하가 발달하고 장건하다.
- 소장이 튼튼하여 음식물의 소화, 흡수력이 강한 반면, 기를 내쉬는 폐 기능은 약하다.
  대식가가 아니면서도 비대한 사람이 많다.
- 후각(嗅覺)이 발달(發達)하여 민감하고 땀을 많이 흘린다.
  태양인 및 소양인에 비하여 귀와 눈의 보고 듣는 능력이 강하지 못하기 때문에 음이나 색감을 활용하는 예술적 감각이 상대적으로 부족하다.
- 관찰력이 뛰어나 사람을 움직여 일을 꾸미는 데 능하다.
- 여자(女子)는 겨울에 손발이 잘 트고, 다산(多産)을 못한다.

사상체질 중 태음인의 감별은 맥상으로 한다. 촌, 관, 척의 위치에서 검지를 관의 위치에다 놓고 척의 자리에는 장지 그다음 위치에 약지 손가락을 가볍게 놓고 실한지 허한지를 구분하여 장지에서 가장 실하게 느껴지면 태음인으로 판별할 수 있다. 자율신경의 분류법으로 태음인은 부교감신경 긴장형이다.

경락 치료 시 태음인은 간대 폐소이므로 폐경(신체 경락, 포인트크롬 No.6)의 정격을, 간경(지성경락, 포인트크롬 No.4)의 승격을 사용한다.

▶ **태음인이 잘 걸리는 질환:** 장질환, 고혈압, 소화불량, 황달, 편두통, 축농증, 견비통, 설사, 변비, 치질, 시신경 위축, 간담 질환, 폐 질환.

▶ **유익한 음식:** 쌀, 콩, 밀가루 제품, 수수, 두부, 설탕, 무, 당근, 도라지, 우유, 계란, 마늘, 배, 사과, 수박, 호두, 잣, 밤, 소고기, 닭고기, 연근, 은행, 녹용, 비타민(A, D, B).

▶ **해로운 음식:** 술, 조개류, 고등어, 갈치, 게, 새우, 낙지, 오징어, 메밀, 배추, 코코아, 초콜릿, 포도당 수액 주사.

※ 주의: 태음인은 포도당 수액 주사를 금해야 한다. 자칫하면 쇼크를 일으킬 수 있다.

▶ **유익한 약재:** 마황, 행인, 패모, 갈근, 황령, 연육, 맥문동, 오미자, 천동문, 웅담, 우황, 녹향.

(4) 소음인(小陰人)

① 신체적 특성

- 외형상으로 아랫배 및 엉덩이 부위가 발달하고 가슴 및 어깨 부위가 덜 발달한다.
- 흉골이 작아 새가슴처럼 보일 때가 많다.
- 상체보다 하체가 균형 있게 발달한다. 걸을 때는 앞으로 수그린 모습을 하는 사람이 많다.
- 전체적으로는 체격이 작고 마르고 약한 체형이다. 보통은 키가 작은데 드물게 장신도 있다.
- 등(척추)이 굽은 사람은 대개 소음인으로 보면 된다.
- 소음인 여자(女子)는 태양인 여자(女子)와는 반대로 엉덩이가 크고 자궁의 발육이 좋아 아이를 잘 낳는다.
- 손과 발을 활용하는 기술이나 운동에 재능이 있다.

② 생리 현상에 따른 특성

- 신장(腎臟)의 기능이 좋고 비장(췌장)의 기능이 약(弱)하다.
- 위가 약하여 과식했을 때 불편함이 제일 많은 편이다.
- 소음인은 냉한 체질이어서 땀을 잘 흘리지 않는다.
- 대장이 튼튼하다.
- 일반적으로 허약 체질이나 뼈의 발육이 좋고 정력이 세다.
- 태양인 및 소양인에 비하여 음이나 색감을 활용하는 예술적 감각이 상대적으로 부족하다.
- 미각(味覺)이 발달하여 맛에 대한 변별력이 탁월하다.
- 현실에 대한 이해가 밝다.
- 여자는 손발이 잘 트지 않고 부드럽다.

사상체질 중 소음인의 감별은 맥상으로 구분한다. 촌, 관, 척의 위치에서 검지를 관의 위치에다 놓고 척의 자리에는 장지, 그다음 위치에 약지 손가락을 가볍게 놓고 실한지 허한지를 구분하여 약지에서 가장 실하게 느껴지면 소음인으로 판별할 수 있다.

경락 치료 시 소음인은 신대 비소이므로 비경(신체 경락, 포인트크롬 No.6)의 정격을, 신경(감성 경락, 포인트크롬 No.2)의 승격을 사용한다.

소음인이 잘 걸리는 질환은 소화불량, 빈혈증, 위하수증, 식체, 신경쇠약, 황달, 좌골 신경통, 당뇨병, 협심증, 복통, 관절통 등등이다.

▶ **유익한 음식:** 찹쌀, 감자, 옥수수, 미역, 김, 닭고기, 염소고기, 개고기, 노루고기, 쇠고기, 참기름, 상추, 파, 생강, 마늘, 겨자, 후추, 계피, 카레, 토마토, 귤, 오렌지, 사과, 복숭아, 벌꿀, 인삼, 비타민 B, 눌은밥, 시금치, 상추.

▶ **해로운 음식:** 팥, 오이, 돼지고기, 계란, 생굴, 게, 새우, 바나나, 참외, 맥주, 얼음, 보리, 냉한 음식, 비타민 E.

▶ **유익한 약재:** 인삼, 부자, 향부자, 부기, 천궁, 백출, 진피, 황저, 계피, 생강, 오수유, 댓속, 익모초, 반하.

2 오행 체질의 분류와 포인트 크롬 요법

인간의 체질은 오행으로 분류하여 각각의 체질에 따라 질병과의 상관관계를 알아볼 수 있다.

1) 목형 체질

목형은 피부색이 창백하고, 얼굴은 직사각형이며 머리는 작고 어깨와 등은 크고 손가락과 발가락은 가늘고 길다. 간장과 담낭이 큰 것이 특징이다. 계절적으로 봄에 비위 계통의 질병이 잘 걸릴 수 있다.

간담의 기능이 너무 왕성하면 비장과 위장을 상하게 할 수 있다. 오행의 상극에서 목은 토를 극하기 때문이다. 간과 담, 비장과 위장은 서로 견제하고 도와 균형을 이루어야 한다. 상생 상극 관계가 깨지면 위산과다나 위궤양이 걸릴 수 있다. 또한 비장과 위장이 지배하는 부분인 입과 입술, 비계(살), 대퇴부, 배꼽 부위, 무릎 등에 병이 생길 수도 있다.

이와 같이 비·위장에 병이 발생하면 어진 목형의 성격은 나타나지 않고, 비위의 병든 성격이 표출된다. 즉, 신의와 질서가 없으며, 공상을 많이 하게 되고, 게으르며, 만사에 의욕이 없다.

노하기를 잘하고 결백증이 있다. 폭언, 욕설을 잘하며 심술궂다. 백태가 끼며 입이 쓰고 모래알을 씹는 것과 같다. 피곤하고 항상 긴장한 상태이다. 구역질이 나고 소화가 잘 되지 않는다. 근육 경련이나 쥐가 잘 나고, 야뇨증이 생긴다. 손발톱이 두껍거나 가로 세로 줄이 생긴다. 편두통이 있고 옆구리가 걸린다. 목이 쉬고 가래가 생긴다. 얼굴에는 푸른빛이 돈다. 담석증, 간경화, 간염, 지방간, 간암 등이 발생하기 쉽다.

2) 화형 체질

피부는 붉은 기운을 띠고, 얼굴은 역삼각형이며, 머리와 손발이 작다. 걸음걸이는 가볍고 빨리 걷는다. 심장과 소장이 큰 것이 특징이다. 계절적으로 화형 체질은 여름에 화기를 받아 상극 관계인 폐와 대장을 상하게 할 수 있다. 계절적으로는 여름철에 폐장과 대장 계통의 질병이 발생하기 쉽다.

화형 체질에서는 폐병, 폐암, 폐 수축, 장명, 대장 무력, 대장암, 직장암, 피부병, 피부암, 알레르기, 비염, 축농증, 기침, 기관지 천식, 콧물, 코피, 체모가 적거나 없음, 가슴에 팽만감이 있음, 변비, 설사, 치질, 치루, 엄지의 이상, 견비통, 손목관절통, 둘째 손가락의 이상 등과 같은 증상이 나타난다.

3) 토형 체질

피부색은 누렇고, 얼굴은 둥글고 머리와 복부가 크다. 비장과 위장이 큰 것이 특징이다. 계절적으로는 장마철에 신장과 방광 계통의 질병이 발생하기 쉽다.

✿ 토형 체질에게 가장 많은 병

비장과 위장의 기능이 너무 강하면 신장과 방광이 상할 수 있다. 신, 방광과 비, 위장은 서로 도와주고 견제하여 균형을 이루어야 한다. 균형이 깨지면, 비, 위장이 극해서(눌러서) 신, 방광을 위축시켜 신장과 방광 계통에 병이 생긴다. 신장, 방광 계통에 이상이 생기면 부종, 요통, 후두통, 어지럼증, 눈알이 빠질 듯하고, 이명, 보행 장애, 빈뇨증, 야뇨증, 신장결석증, 중이염, 골수염, 신장암, 방광암, 신부전증 등의 병이 생길 수 있다.

이와 같이 신장과 방광 계통에 이상이 생기면 토형의 기본적인 본성인 신(信)은 속으로 숨어 버리고, 신장과 방광의 병든 성격이 표출된다. 즉, 만사에 자신이 없고 두려움과 공포증이 심하며 매사에 부정적이고 반항적이 된다.

4) 금형 체질

피부색은 희고, 얼굴은 정사각형에 가까우며 머리, 어깨, 등, 복부, 손발 등이 작은 편이다. 발뒤꿈치가 뾰족하다. 폐와 대장이 크다. 계절적으로는 가을에 간장과 담낭에 병이 발생하기 쉽다.

⊗ 금형 체질에게 가장 많이 생기는 병

폐·대장의 기능이 지나치게 왕성하면 간장과 담낭이 손상된다. 간장과 담낭과 폐장과 대장은 서로 견제하고 도와주어야 조화를 이룬다. 폐·대장이 극(克)하면 간, 담을 위축시켜 병이 생긴다. 간장과 담낭이 병들면 근육과 힘줄이 당기고, 근육 경련, 소화불량, 간경화증, 옆구리가 아프고, 늑막염, 간암이나 담석증 등이 발생할 수 있다.

간장과 담낭에 병이 나타나면 금형 체질의 기본적인 성격은 내부로 감추어져서 잘 나타나지 않고, 간·담이 병들어서 나타나는 성격이 표출된다. 신경질적이고, 화를 잘 내며, 폭언, 욕설을 하고 심술을 잘 부리며 결백증이 병적으로 나타날 수 있다. 또한 대변이 묽거나 설사를 자주하며 폐결핵, 폐암, 대장염, 대장암, 치질 등에 걸릴 수 있다.

5) 수형 체질

일반적으로 피부색이 검고 얼굴형은 삼각형이다. 머리는 크고 어깨의 폭이 좁고, 복부가 크게 발달되어 있다. 대화하는 중 손발을 흔드는 일이 잦다. 신장과 방광이 크다. 계절적으로 겨울에 심장과 소장에 병이 발생하기 쉽다.

수형 체질은 신장과 방광의 기운이 좋아 비, 위장과 심, 소장이 안 좋을 수 있다. 신, 방광이 실하고 심, 소장이 허할 경우에는 얼굴이 자주 붓거나 땀이 많고 어깨 신경통에 걸리기 쉽다.

신장과 방광이 지배하는 부위인 뼈와 골수, 귀, 몸의 체모, 침(타액), 허리 등이다. 여기에 이상이 생기면 공통적으로 발목이 시큰거린다. 잔뇨감, 요실금, 부종, 신허 요통, 청력 이상, 이명증 등이 나타난다. 또한 대머리 또는 원형 탈모증도 나타날 수 있다.

3 8체질과 포인트 크롬 요법[7]

1) 팔체질 맥법의 참고사항

(1) 기존의 촌, 관, 척 맥법보다 약 1횡지(손가락 하나의 가로 길이) 정도 척부[8] 쪽으로 내려서 관, 척, 척하 3부에서 맥을 본다.

(2) 3부맥이 모두 뛰지 않을 때까지 누른 후 약간 힘을 뺐을 때 가장 먼저 세게 뛰는 맥을 잡는다.

(3) 요골의 경사를 고려하여야 한다. 그냥 누르면 요골동맥이 요골의 경사면을 따라 미끄러져 내려가 버리므로 정확한 맥진이 되지 않는다. 요측수근굴근건을 요골 쪽으로 당겨 요골에 붙게 하고 요골동맥이 안 미끄러지도록 요골이 힘줄 사이에 오도록 하여야 한다. 3손가락은 반드시 동일한 힘으로 눌러야 한다.

(4) 목양체질맥이 가장 뚜렷하여 잡기 쉽다. 다음이 토양체질맥이다.

(5) 목양, 토양, 수양체질맥이 부맥(가볍게 압박)에 가깝게 뛰고 나머지는 심맥(강하게 압박)에 가깝게 뛴다.

(6) 자율신경분류법

① **부교감신경 긴장형** ┬ 태음인: 목양, 목음
└ 소양인: 토양, 토음

② **교감신경 긴장형** ┬ 태양인: 금양, 금음
└ 소음인: 수양, 수음

---

7) 포인트 크롬 No. 1~8, 권도원 박사의 8체질 맥법.
8) 팔꿈치와 팔목 사이의 안쪽 피부.

(7) 팔상체질의 유사 체질: 토음체질과 금양체질, 금음체질과 수양체질, 수음체질과 목양체질, 목음체질과 토양체질

(8) 일반적으로 음체질(목음체질, 토음체질, 금음체질, 수음체질)은 병의 증상이 우측에서 발병하는 경우가 많고, 양체질(목양체질, 토양체질, 금양체질, 수양체질)은 병의 증상이 좌측에서 발병하는 양상을 띠고 있다.

2) 팔체질 맥법

(1) **목양체질**(Hepat otonia): 우맥은 2지에서 뛰되 1지 쪽으로 약간 느껴짐. 좌맥도 동일함(좌맥이 강함).

(2) **목음체질**(Cholecyst otonia): 좌우 맥 모두 2지에서 뛰되 3지 쪽으로 약간 느껴짐(우맥이 강함).

(3) **토양체질**(Pancre otonia): 우맥은 2지, 좌맥은 1지에서 느껴짐(좌맥이 강함).

(4) **토음체질**(Gastr otonia): 우맥은 2지, 좌맥은 1, 3지에서 느껴짐(좌맥이 아주 강함).

(5) **금양체질**(Pulm otonia): 우맥은 2지에서 좌맥은 3지에서 느껴짐(우맥이 약간 강한 수가 많음).

(6) **금음체질**(Colon otonia): 우맥은 1지에서 좌맥은 3지에서 느껴짐(좌맥이 약간 강함).

(7) **수양체질**(Ren otonia): 우맥은 3지에서 뛰되 3지를 약간 넘어감(4지 쪽으로). 좌맥은 3지에서 뜀(좌맥이 강함).

(8) **수음체질**(Vesic otonia): 우맥은 3지에서 뛰되 2지 쪽으로 약간 넘어감. 좌맥은 3지에서 뜀(우맥이 강함).

3) 기본 처방 부착혈

(1) **목양 체질**(Hepat otonia)
　① 경락 요법: 족궐음간경 승격
　② 원혈 요법: 수태음폐경

(2) **목음 체질**(Cholecyst otonia)
　① 경락 요법: 수양명대장경 정격
　② 원혈 요법: 수태음폐경

(3) **토양 체질**(Pancre otonia)
　① 경락 요법: 족태음비경 승격
　② 원혈 요법: 족소음신경

(4) **토음 체질**(Gastre otonia)
　① 경락 요법: 족태양방광경 정격
　② 원혈 요법: 족소음신경

(5) **금양 체질**(Pulm otonia)
　① 경락 요법: 수태음폐경 승격
　② 원혈 요법: 족궐음간경

(6) **금음 체질**(Colon otonia)
　① 경락 요법: 족소양담경 정격
　② 원혈 요법: 족궐음간경

(7) **수양 체질**(Ren otonia)

　① 경락 요법: 족태음비경 정격

　② 원혈 요법: 족소음신경

(8) **수음 체질**(Vesic otonia)

　① 경락 요법: 족양명위경 정격

　② 원혈 요법: 족태음비경

❀ 기본 원칙

① 4회 이상 12회를 시술해야 한다.

② 여러 회 반복 시술해도 부작용이 나지 않으므로 체질 감별에 이용한다.

③ 체질과 관계없이 우측과 좌측을 번갈아 부착하면 된다.

④ 일반적으로 부작용이 거의 없으나, 허약한 사람은 약간의 이상 증상이
　나타날 수 있다.

8체질의 기본적인 특징[9]

1) 목양 체질(Hepat otonia)

일반적으로 다른 사람이 열 마디의 말을 하면 한 마디로 답변할 정도로 말이 없고 과묵하다. 말을 하는 기관은 폐다. 목양 체질은 폐가 작아 말을 많이 하면 피곤을 느끼기 때문에 자연스레 말수가 적은 것이다. 토론할 때도 가만히 있다가 한마디 툭 던지는 사람이 목양체질이다. 이 체질은 말만 적게 하는 것이 아니라 노래도 잘 못 한다. 그러나 풍채가 좋아 덕이 있어 보인다. 목양 체질은 건강할 때는 귀찮을 정도로 땀이 나고, 쇠약할 때는 도리어 땀이 없다. 무슨 방법으로든지 땀만 흘리면 몸이 가벼워지는 것을 느끼는 것은 체질적으로 땀이 많이 나야 좋기 때문이다. 온수욕을 즐기는 것은 좋다.

(1) 해로운 것
술, 모든 조개 종류, 모든 푸른 채소, 게, 새우, 낙지, 오징어, 배추, 코코아, 초콜릿, 모과차, 포도당 수액 주사, 메밀.

(2) 유익한 것
모든 육식, 쌀, 콩, 밀가루, 수수, 두부, 무, 당근, 도라지, 연근, 우유, 커피, 장어, 미꾸라지, 마늘, 배, 사과, 수박, 호두, 잣, 밤, 버섯, 설탕, 비타민 A와 D, 알칼리성 음료수.

---

9) 권도원, 『8체질 건강법』, 고려원(고려미디어), 1996.

2) 목음 체질(Cholecyst otonia)

목음체질은 담낭(膽囊)이 강하고 대장(大腸)이 약한 체질이다. 그래서 하루에 2~3번 대변을 본다. 그렇다고 몸이 쇠약한 것은 아니다. 이는 위는 건강하여 흡수할 것은 다 흡수하나 다만 대장에 힘이 없어 수분 처리가 잘 안 되기 때문이다.

목음체질은 다른 체질보다 대장이 약하기 때문에 다리가 무겁고, 허리가 아프고, 통변이 고르지 못하고, 몸이 차고 때로는 잠을 쉽게 들지 못한다. 그러므로 항상 아랫배를 따뜻하게 해주고, 냉수욕과 술은 피해야 한다.

(1) 해로운 것
술, 모든 조개 종류, 메밀, 고등어, 게, 새우, 오징어, 배추, 망고, 초콜릿, 인삼, 포도당 수액 주사.

(2) 유익한 것
쌀, 콩, 밀가루, 수수, 두부, 모든 육식, 장어, 미꾸라지, 우유, 호박, 무, 도라지, 연근, 밤, 배, 잣, 호두, 은행, 수박, 율무, 버섯, 설탕, 마늘, 비타민 A와 B와 D, 녹용.

3) 토양 체질(Pancre otonia)

토양체질은 비(脾, 췌장)가 강하고 신(腎, 신장)이 약한 체질이다. 췌장이 몸속에서 가장 큰 역할을 하므로 소화력이 좋고 대식가인 사람이 많다. 또한 활동적인 성향이 강해 부지런하고 일을 많이 만들고 다니는 경향이 있다. 그러나 이 체질의 사람은 마음이 급해지기 쉬워 뒤처리는 잘 못 하는 경우도 많다.

토양 체질인 사람은 건강을 위해서는 조급한 성품을 버리고 항상 여유 있고 느긋한 마음을 가질 것을 권한다. 서둘지 않는 것이 가장 좋은 건강 법이다. 저혈압은 건강한 상태이며 술과 냉수욕은 피하는 것이 좋다.

(1) 해로운 것

찹쌀, 현미, 감자, 파, 미역, 닭고기, 염소고기, 노루고기, 개고기, 후추, 겨자, 계피, 카레, 생강, 참기름, 사과, 귤, 오렌지 쥬스, 인삼, 벌꿀, 비타민 B군, 망고.

(2) 유익한 것

쌀, 보리, 밀가루, 콩, 팥, 배추, 무, 오이, 당근, 배, 쇠고기, 돼지고기, 장어, 계란, 생굴, 새우, 게, 마늘, 감, 참외, 수박, 딸기, 바나나, 비타민E, 구기자차, 영지버섯.

4) 토음 체질(Gastre otonia)

토음체질은 아주 드문 체질이다. 위가 강하고 방광이 약하다. 위(胃)·비(脾, 췌장)는 가장 강하지만 담낭(膽囊, 쓸개)·간(肝)이 약하기 때문에 체질에 맞지 않는 음식이나 약은 부작용이 심하다. 특히 페니실린 부작용이 심한 체질이다.

토음 체질인 사람은 약의 부작용이 나기 쉬운 체질이므로 항상 주의를 요하며 기름진 것보다는 신선하고 시원한 것이 좋다. 술과 냉수욕을 피해야 한다.

(1) 해로운 것

감자, 미역, 닭고기, 염소고기, 개고기, 노루고기, 후추, 겨자, 계피, 카레, 파, 생강, 사과, 귤, 오렌지, 망고, 인삼, 벌꿀, 비타민 B군, 녹용, 담배.

(2) 유익한 것

쌀, 보리, 팥, 배추, 양배추, 오이, 쇠고기, 돼지고기, 게, 복요리, 생굴, 새우, 감, 배, 참외, 파인애플, 포도, 딸기, 바나나, 초콜릿, 비타민 E.

5) 금양 체질(Pulm otonia)

금양체질은 폐(肺)가 강하고 간(肝)이 약하다. 선천적으로 간이 약하기 때문에 육식이나 화학조미료가 들어간 음식, 대부분의 약이 몸에 해롭다. 아토피 피부염, 비염, 알러지성 질환을 가진 사람 중에는 금양체질이 많다.

몸에 아토피성 피부병이 있는 사람, 코가 막히는 사람, 여러 가지 알러지성 질환이 있어 고생하는 사람은 대체로 금양체질이 많다. 금양체질은 가난한 집에 나서 고기도 못 먹고 야채나 먹고 살면 아주 건강하다. 그런데 집이 좀 넉넉해서 육식을 한다든지 풍부하게 먹으면 코가 막히고 눈물이 나오고 피부가 헌다. 금양 체질은 육식을 가급적이면 적게 하는 것이 좋다.

금양 체질은 무슨 약을 쓰든지 효과보다 해가 더 많고 육식 후에 몸이 더 괴로워지는 것은 체질적으로 간 기능이 약하기 때문이다. 항상 채식을 주로 하고 허리를 펴고, 서는 시간을 많이 갖는 것이 좋다. 일광욕과 땀을 많이 내는 것을 피해야 한다.

포인트 크롬 요법

(1) 해로운 것

모든 육류, 모든 기름, 커피, 차 류, 인공 조미료, 가공 음료수, 술, 밀가루, 수수, 고추, 마늘, 버섯, 설탕, 무, 율무, 당근, 도라지, 밤, 사과, 수박, 은행, 계란 노른자, 녹용, 인삼, 장어, 모든 약물, 비타민(A, B, D) 영지버섯, 술과 담배.

(2) 유익한 것

모든 조개 종류, 쌀, 메밀, 보리, 팥, 계란흰자, 쑥, 오이, 배추, 양배추, 기타 푸른 채소, 고사리, 게, 새우, 굴, 젓갈, 기타 대부분의 생선, 코코아, 초콜릿, 복숭아, 바나나, 파인애플, 딸기, 포도당 수액 주사.

6) 금음 체질(Colon otonia)

금음체질은 대장(大腸)이 강하고 담낭(膽囊)이 약하다. 다른 체질보다 대장의 길이도 긴 편이다. 반면 선천적으로 간이 약하기 때문에 육식과 화학 조미료가 들어간 음식, 대부분의 약이 해롭다. 이 체질은 잘생기고 인기가 있고 머리가 좋고 주위에 따라 다니는 사람이 많아 주색하고 고기를 많이 먹을 수밖에 없다 보니 희귀병에 잘 걸린다. 특히 육식 위주의 식습관은 파킨슨병, 치매 등의 발병률을 높일 수 있으니 주의해야 한다.

금음 체질인 사람은 육식을 과하게 하거나 화내는 일이 잦으면 근무력증이 생길 우려가 있으니 주의해야 한다. 만일 이런 병의 증상이 나타나면 육식을 금하고 화내는 것과 약 쓰는 것을 끊어야 한다. 일광욕과 지나치게 땀을 내는 것은 좋지 않다.

(1) 해로운 것

모든 육식, 모든 기름, 인공 조미료, 밀가루, 수수, 콩, 우유, 설탕, 커피, 율무, 복숭아, 수박, 밤, 잣, 은행, 도라지, 연근, 무, 당근, 마늘, 굴, 녹용, 장어, 비타민(A, D, E), 모든 약물, 영지버섯, 술과 담배.

(2) 유익한 것

메밀, 쌀, 모든 조개 종류, 모든 생선, 모든 채소, 김, 젓갈, 포도, 앵두, 겨자, 후추, 코코아, 포도당 수액 주사.

7) 수양 체질(Ren otonia)

수양체질은 신(腎, 신장)이 강하고 비(脾, 췌장)가 약하다. 대변을 2~3일에 한 번 또는 그보다 더 긴 간격을 갖고 보기도 하는데 불편함을 느끼지 않는다. 이 체질은 변비가 심하고 좀처럼 설사를 하지 않는다. 또한 성격이 꼼꼼하고 세밀하며 이것저것 잘 따져본 후 판단하는 사람이 많다.

수양 체질은 건강할 때는 땀이 거의 없는 편이나, 몸이 약해지면 땀이 난다. 따라서 냉수욕과 냉수마찰을 하여 땀이 나지 않도록 하는 것이 좋다.

(1) 해로운 것

보리, 팥, 오이, 돼지고기, 계란 흰자, 생굴, 게, 새우, 감, 참외, 바나나, 맥주, 비타민 E.

(2) 유익한 것

찹쌀, 현미, 감자, 옥수수, 미역, 김, 닭고기, 염소고기, 노루고기, 소고기,

참기름, 상추, 무, 파, 생강, 마늘, 겨자, 후추, 계피, 카레, 토마토, 귤, 오렌지, 사과, 망고, 복숭아, 벌꿀, 인삼, 비타민 B군.

8) 수음 체질(Vesic otonia)

수음체질은 방광(膀胱)이 강하고 위(胃)가 약하다. 위가 제일 약한 체질이라서 위장 장애가 발생하기 쉽고 심한 경우 위하수(胃下垂, gastroptosis)가 나타날 가능성이 높다. 위하수증은 수음체질의 대표적인 증상이다. 수음 체질은 날 때부터 위를 작게 타고났다. 그래서 폭식을 한다든지 과식을 한다든지 하는 것이 거듭되면 위가 무력해지고 밑으로 처져 버린다.

수음 체질의 건강은 소화와 깊은 관계를 가지고 있다. 이 체질의 사람은 위의 기능이 떨어지므로 차가운 음식보다는 더운 음식이 낫고, 소식(小食)을 해야 좋다. 특히 땀을 많이 흘리지 않도록 한다.

(1) 해로운 것
보리, 팥, 오이, 돼지고기, 계란 흰자, 생굴, 조개, 새우, 게, 참외, 바나나, 맥주, 비타민 E, 모든 냉한 음식, 딸기, 담배.

(2) 유익한 것
찹쌀, 현미, 감자, 옥수수, 시금치, 무, 닭고기, 염소고기, 노루고기, 참기름, 파, 생강, 마늘, 겨자, 후추, 계피, 카레, 토마토, 사과, 귤, 망고, 벌꿀, 인삼, 비타민 B군.

1) A형

동물성 고기를 많이 섭취하면 몸이 둔해지고 활력이 떨어지며 각종 질병에도 잘 걸린다. 과민한 사람일 경우에는 고기만 먹으면 소화가 잘 되지 않아 얼굴과 몸이 붓는 사람도 있는데, 이는 육류를 연소시켜 연료로 사용하는 작용이 원활하지 않아 지방으로 축적되기 때문이다. 채소나 콩에 들어 있는 식물성 단백질을 섭취하는 것이 바람직하다. A형은 위산이 적게 분비되어 요구르트를 제외한 유제품도 잘 맞지 않는다. 알레르기로 고생하거나 호흡기 질환을 앓고 있다면 유제품의 섭취를 최대한 피해야 한다. 곡류와 채소류 위주의 식단이 어울리며, 과일의 선택 폭도 넓다. 산성보다는 알칼리성 과일(자두, 파인애플 등)이 좋고, 견과류는 동물성 고기를 대신하는 단백질 공급원이 될 수 있다. 또 A형은 O형보다 위암이나 난소암 등의 종양에 걸릴 확률이 높은 것으로 알려져 있다.

▶ **포인트 크롬 요법:** 간 정격4 본경, 담 정격5 본경.

2) B형

다양한 음식 섭취가 가능하고, 심장병이나 암처럼 현대인에게 흔한 질병에 걸릴 위험이 낮다. 그러나 여성의 경우 반복적인 요도감염과 방광염에 잘 걸리므로 주의해야 한다. 대구·연어 같은 영양가 높고 지방이 풍부한 생선이 좋으며, 게나 새우 같은 갑각류는 멀리하는 것이 좋다. 유제품을 양껏 먹을 수 있는 유일한 혈액형이 바로 B형이다. B형 항원 성분이 우유의 당과 일치하기 때문이다. 밀가루 음식은 B형의 다이어트에 치명적이며, 견과류는 인슐린 생산을 방해하므로 B형과는 잘 맞지 않는다.

▶ **포인트 크롬 요법:** 폐 정격6 본경, 대장 정격7 본경, 방광 정격8 본경.

3) O형

다른 혈액형보다 위궤양 빈도가 20% 정도 높은 것으로 알려져 있다. 동물성 단백질 흡수가 필수이다. 육류를 소화하는 데 필요한 위산이 충분히 분비된다. 동물성 단백질을 섭취할 때는 반드시 야채와 과일을 함께 먹어줘야 하며, 찬물에 살면서 지방이 풍부한 대구, 청어, 고등어 등도 O형과 매우 잘 어울리는 음식이다. 반면, 밀가루 음식이나 강낭콩 등의 음식은 체중 증가의 원인이 된다. 또, O형에겐 갑상선 호르몬이 적게 분비되는 경향이 있으므로 요오드가 많이 들어 있는 미역, 다시마 같은 해조류를 충분히 섭취해 줘야 한다. 커피와 홍차는 위산을 증가시키므로 좋지 못하며, 많이 분비된 위산에는 알칼리성 과일(자두, 사과, 키위, 포도 등)이 좋다.

▶ **포인트 크롬 요법:** 위 승격6 본경, 삼초 승격1 본경, 신장 정격2 본경.

4) AB형

A형과 B형의 성격을 골고루 갖춘 것이 특징. A형이 그렇듯 위산이 많지는 않지만, B형처럼 적응력이 뛰어나 육류를 잘 소화시킬 수 있다. 그러나 동물성 고기가 완전히 대사되기 전에 지방으로 축적되는 단점이 있다. 유제품은 B형의 특성을 이어 받았으므로 요구르트와 같은 발효식품이 적당하다. 과일은 A형의 특성을 물려받아 알칼리성이 강한 과일을 먹는 것이 좋다. 커피는 위산 증가의 효과를 얻을 수 있다.

▶ **포인트 크롬 요법:** 비 정격3 본경, 간 정격4 본경, 담 정격5 본경.

❀ 머리카락으로 체질을 구분하는 법

음(陰)적인 체질은 머리카락이 굵고 뻣뻣하며, 숱이 많고, 색이 까만 사람이다. 저혈압 증상이 비교적 많으나 소화기 계통의 질병이 걸리면 고혈압 증상이 나타나기도 한다. 심인성 질환에도 잘 걸린다.

양(陽)적인 체질은 머리카락이 가늘고 축 늘어졌으며, 숱이 적고, 색이 황색이거나 갈색인 사람이 비교적 많다. 양적인 체질은 고혈압일 가능성이 높고, 신장 기능이나 비뇨 생식기 계통의 질환에 잘 걸리기 때문에 조심해야한다.

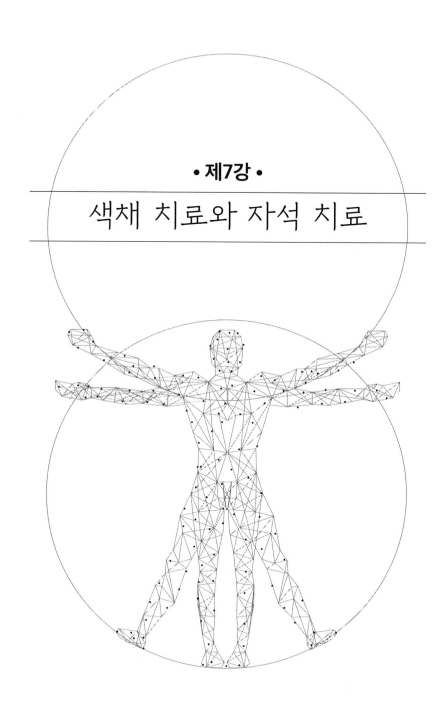

• 제7강 •

색채 치료와 자석 치료

1 색채 치료

색채 치료법에 대한 기본 원리는 인도 캘커타의 R. B. Amber의 저서
『색채 치료법』(1964)에 나와 있다. 이를 살펴보면 다음과 같다.

① 지구상의 모든 물체, 즉 생물과 무생물들은 각각 고유한 진동 주파수
   를 지닌다.
② 살아 있는 모든 세포와 조직, 기관, 그 밖의 인간의 신체 부위는 건강할
   때 각각 고유한 진동 주파수를 지닌다.
③ 질병은 스트레스에 대한 신체의 자연스러운 반응인, 일종의 변형된 생리
   적 기능이다. 변형된 기능이란, 단지 스트레스를 일으키는 자극 때문에
   발생되는, 높아지거나 낮아지거나 하는 진동 주파수의 변화일 뿐이다. 스
   트레스를 일으키는 자극은 화학적 또는 물리적 요소나 기온에 관련된 요
   소로부터 기인될 수 있다. 정신적이고 감정적인 자극은 호르몬 자극과 같
   은 신체 내의 화학적 반응을 일으킬 때 주파수의 변형을 돕는다.
④ 모든 질병 또한 고유한 진동 주파수를 지닌다.
⑤ 음식이나 물리치료, 주사, 영양제, 내복약, 운동, 색채, 그 밖에 전기 치
   료 장치 등에 치료 주파수를 응용하면 변형된 기능을 항상성 패턴으로
   돌아가게 하는 데 도움이 된다.
⑥ 신체 세포는 필요에 따라 주위 환경으로부터 정상적인 광선과 진동
   을 선택적으로 받아들인다. 그러나 주변에 지나치게 강한 광선과 진
   동이 있을 경우에는 필요하지 않다 하더라도 이러한 주파수를 흡수하
   게 된다.

⑦ 색 진동이 부족한 세포들은 영양이 부족한 세포와 마찬가지로 편광을 없애고 주파수를 변형시켜, 결과적으로 성장 양상을 변화시키는 경향이 있다. 직접적인 환경에서 색채가 지나치게 주어지면 세포는 세포의 주파수와 성장 양상이 손상을 입을 정도로까지 지나치게 진동하게 된다.[10]

R. B. Amber의 주장처럼 질병은 진동 주파수의 변화를 의미한다. 진동 주파수의 변화는 만성적인 피로 증후군과 같은 질병을 일으킨다. 반면 순수한 진동으로서의 색채는 건강을 유지하고, 질병을 극복할 수 있다. 지구상의 모든 물체, 즉 생물과 무생물들은 각각 고유한 진동 주파수를 지닌다. 예를 들면 색채에서도 진동 주파율이 있다. 그 수치는 다음과 같다.

색채의 진동률의 단위는 일 초마다 일경이다. 보라색 789, 농자색 727, 자색 699, 남색 658, 농청색 644, 청색 622, 농녹색 600, 녹색 577, 농황색 555, 황색 535, 농오렌지색 517, 오렌지색 596, 백색 500, 담적색 495, 적색 477, 농적색(짙은 붉은색) 458이다. 가장 낮은 진동률은 농적색 458이다. 가장 높은 진동률은 보라색 789이다. 즉, 보라색은 농적색보다 진동률이 훨씬 크다. 그러나 파장의 길이는 농적색이 길고 보라색은 짧다. 이런 이유로 농적색은 인간을 긴장시키고, 보라색은 인간을 이완시킨다. 종합해 보면, 농적색은 주파수가 보라색보다 크지 않으므로 양의 성질을 띠고 있으며, 보라색은 농적색보다 주파수가 크기 때문에 음의 성질을 갖고 있다는 뜻이다.

인체에서도 경락이 흐르고 있는 곳에서는 각각의 경락에 따라 색의 진동 주파를 띠고 있다. 예를 들어 경락의 에너지가 바뀌면 경락이 가지고 있는 진동 주파율도 달라질 것으로 생각된다.

동일한 파장으로 수면 위에서 왼쪽 수면에 돌을 하나 던져 파문이 생겼다고 상상해 보자. 오른쪽 수면에 돌을 던지면, 오른쪽 역시 파문이 생기

---

10) 모턴워커 저, 김은경 역, 『파워 오브 컬러』, 교보문고, 1996.

고, 두 개의 파문이 확산되면서 서로 부딪치고, 정작 접점에서는 두 개의 파문이 서로 간섭을 일으켜 사그라든다. 이러한 원리를 응용한 것이 바로 색채 치료이다.

빛과 색채를 이용하여 건강을 도모했던 옛사람들의 방법을 증명이나 하듯이 과학자 키르히호프는 '물질은 자기가 발하는 빛과 같은 파장의 빛을 흡수한다'는 사실을 발견했다. 이 말은 곧, 인체는 자기의 몸에서 발하는 빛과 같은 파장의 빛을 자연에서 받아들인다는 것이다. 일곱 개의 무지개 빛깔과 몸에서 내는 빛깔이 서로 공명함으로써 인간은 빛으로 생명을 유지하고 있다.

각각의 색은 질병이나 증상에 따라 다르게 반응한다. 또한 색을 사용하여 각각의 증상과 질병을 치료할 때, 색을 꼭 붙여야 효과가 있는 특정 부위가 있다. 이를 경혈 또는 반응점이라고 한다. 색채 치료는 질병에 해당하는 경혈 또는 반응점에 증상에 해당하는 색채를 붙이는 것이다.

2 ┃ 자석의 일반적인 성질과 치료법

1) 자석의 일반적인 성질

자석(Magnet)이란 철이나 니켈 같은 금속을 끌어당기는 능력인 '자성'을 가진 물체이다. 자석은 N극과 S극을 가지고 있다. 같은 극일 때는 서로 밀어내고 다른 극일 때는 서로 잡아당기는 성질을 지닌다. 자석이 물체를 잡아당기거나 미는 힘을 자기력이라고 하고, 자기력이 미치는 공간을 자기장이라고 한다.

지구 위에서 나침판의 자침은 남북을 가리킨다. 이것은 지구가 자석의 성질을 지니고 있기 때문이다. 이와 같이 지구가 가지는 자기를 '지구 자기' 또는 '지자기'라고 한다.

자석에는 영구자석과 전자석이 있다. 자석을 영문으로 'Magnet'이라고 하며 천연적으로 산출되는 자철광은 철분을 끌어당긴다. 이것이 '영구자석'이다. 또 강철 조각에 절연된 전선을 감고 센 전류를 통하면 역시 철분 등을 흡인하게 된다. 이와 같은 성질을 갖게 되는 것을 전자석이라고 한다.

자석에는 막대 모양이나 U형을 한 것이 있다. 자석은 철분을 흡인하는데 끝쪽의 자력이 제일 세다. 이곳을 자극이라고 한다. 막대자석 중심을 끈으로 묶어 매달면 자극은 지구 남북의 방향으로 향하게 되므로 북쪽을 향하는 자극을 N극, 남쪽을 향하는 자극을 S극이라고 한다. 매단 자석이 항상 남북을 가리키는 것은 지구가 커다란 지자기로 되어 있기 때문이다. 나침반은 이 원리를 이용한 것이다.

모든 자석은 한 쌍의 자극인 N극과 S극이 있다. 이 자극 사이에는 힘의 상호작용이 있어 같은 극끼리는 서로 배척하고 다른 극끼리는 끌어당겨 합치려는 성질이 있다. 나침반이 남북 방향을 가리킬 수 있는 것은 이 원리 때문이다.

자장, 즉 자력은 육안으로 보이지도 않으며 만져지지도 않는다. 그래서 강약이나 분포 상태를 알고 싶으면, 한 개의 막대자석 위에 유리판을 놓고 그 위에 쇳가루를 뿌려 유리판을 가볍게 움직여 보면 된다. 이들 쇳가루가 다음과 같이 몇 개의 둥근 줄 모양을 만든다. 이 줄 모양이 엉성하고 빽빽한 조밀도가 자력의 강약을 나타내는 것이다. 유리판 위에 나타나는 가점의 방향은 N극으로부터 나와서 S극으로 들어감을 나타내는데 이들의 선을 자력선이라고 한다.

2) 자석 치료법

자석은 자기장이라 불리는 일종의 에너지를 생성하는 물체이다. 모든 자석의 견인력은 북극과 남극으로 불리는 서로 반대쪽에 위치한 양 끝에서 가장 세며, 흔히 가우스(Gauss)라는 단위로 강도가 측정된다. 예를 들어 지구는 약 0.5G의 전기장을 갖고 있다. 통증 치료를 위하여 판매되는 자석들은 대개 300~5,000G이다. 절개하지 않고 의학적 질환을 진단할 때 널리 사용되는 MRI 기계는 최대 200,000G를 만들어 낸다.

고대로부터 인간은 경험을 통해서 이미 자석을 질병 치료와 건강을 위해 사용해 왔다. 기원전 200년경 그리스의 의학자 갈렌이를 자석 요법의 출발로 여기고 있다. BC 300년경 그리스에서는 자석을 설사약으로, 1100년경에는 아랍 의사가 위장병, 간장병, 대머리 등의 질환을 자석으로 치료했다는 기록도 있다. 중세 의사들은 통풍, 관절염, 중독, 탈모증 치료에 자석을 이용하였다.

중국에서도 2000년 훨씬 전부터 자석(磁石)을 달여 약으로 썼다는 기록이 있다. 또한 AD 2세기에 저술된 중국 약초학(藥草學)의 원전이라고 할 수 있는 『신농본초경』에도 자석은 다음과 같은 약용 가치가 있다고 적혀 있다.

자석은 주비풍습, 사지관절통을 다스리고, 대열번통을 다스리고, 난청을 없앤다.

또 고대 약학서인『명의별록』,『신수본초』,『비극천 금요방』,『본초강목』과 청대의『경험신방』등도 자석을 질병 치료에 이용하였다고 기록하고 있다. 『본초경』과 우리나라『동의보감』등에도『황제내경』의 원리에 따라 자석을 방약, 즉 약석 형태로 병증을 치료하는 데 이용했음을 알 수 있다. 자석은 크게 두 가지 용도로 사용되었다. 첫째, 내과적(內科的) 용도의 내복약으로, 둘째, 외과적(外科的) 용도, 즉 침술에서 침(針)과 같은 도구로 사용되었다. 우리나라『동의보감』의 자석에 대한 기록을 구체적으로 살펴보면 다음과 같다.

자석은 성이 한하고, 맛이 신함하고 무독하다. 신장을 기르고, 골기를 강하게 하고, 익정, 제번하고, 이농과 관절을 통하고, 옹종, 서루, 경핵, 후통을 다스리고, 물에 담아서 그 물을 마시면 자식을 얻는다.

자석요법은 혈액 순환을 촉진시켜서 체내 노폐물을 신속히 제거하여 질병을 예방하는 데 효과가 있다. 일반적으로 질병은 사람의 체질에 따라 여러 가지 원인을 찾을 수 있으나 그중 가장 기본적인 질병은 혈류가 혼탁해 말초혈관까지 잘 도달되지 못함으로써 생긴다. 자석은 혈액 내의 적혈구들을 순환시킴으로 산소의 활동량을 원활히 하여 통증을 개선할 수 있다.

자석 치료법이란 자장, 즉 자력을 침구요법에 쓰이는 경락, 경혈에 작용시켜 치료하는 것을 말한다. 즉, 자력선을 몸 안에 침투시키는 치료법이다. 무통인 점에서 물리요법의 일종이나 경혈을 이용하는 것이 타 물리요법과 다른 점이다.

자석 치료법의 취혈방법(取穴方法)은 침구치료의 취혈방법과 유사하다.

기본적이고 임상에 흔히 쓰이고 있는 방법은 첩부법(貼付法)이다. 이는 일정한 혈위(穴位) 또는 압통점(壓痛點) 및 반응점(反應點)에 자석(磁石)을 붙이는 방법이다. 흔히 '자석 치료법'이라 한다. 자석(磁石)의 첩부법 이외에 아시혈에 자석을 붙이거나 전자석을 몸에 대어 자력선(磁力線)을 몸 안에 투입하는 방법이 있다.

자석 치료는 시술자마다 치료하는 방법이 다르다. 그러나 대체로 자석 치료는 음양오행의 원리와 혈류 방향, 보사원칙에 따라 자석의 N극(척력, 미는 힘)과 S극(인력, 끌어당기는 힘)을 적절하게 사용한다. 예를 들어 자석의 S극(인력, 끌어당기는 힘)은 진정 또는 억제 작용을 하기 때문에 사(瀉)할 때 사용하고, N극(척력, 미는 힘)은 활성화시키는 작용을 하므로 보(補)할 때 사용한다. 즉, 열이 나거나 염증과 통증이 있는 부위는 기능이 항진된 것이므로 통증 부위에 S극이 닿도록 부착하면 통증이 감소되고 열이 내린다. 반면 가렵거나 마비증상이 나타나거나 냉한 곳은 허(虛)한 것이므로 경락에 N극(척력, 미는 힘)을 부착하면 치유 효과가 있다. 이는 자석의 N극(척력, 미는 힘)과 S극(인력, 끌어당기는 힘)을 정확한 혈자리에 부착하여 혈액 순환을 활성화시키거나 억제시켜 질병을 치료하는 원리이다.

또 다른 방법은 인체의 혈이나 압통점의 환부 위에 접착용 테이프를 이용하여 N극(척력, 미는 힘)을 부착함으로써 면역 기능을 활성화시킨다. N극(척력 미는 힘)에서 방출되는 자력선은 우리 인체 내의 생체전류와 혈액 중의 헤모글로빈에 작용하여 활동력을 촉진시키고 있는 것이다. 이를 통해 피가 굳는 어혈이나 통증을 완화시킨다.

자석이 인체의 질병에 쓰이는 것은 다음과 같은 이유 때문이다. 인체에는 강자성체인 철분이 많다. 특히 혈액 중에서도 몸속의 철분은 강한 자성체이므로 자석을 가까이 대면 철분의 활동, 즉 혈액 순환을 촉진시킨다.

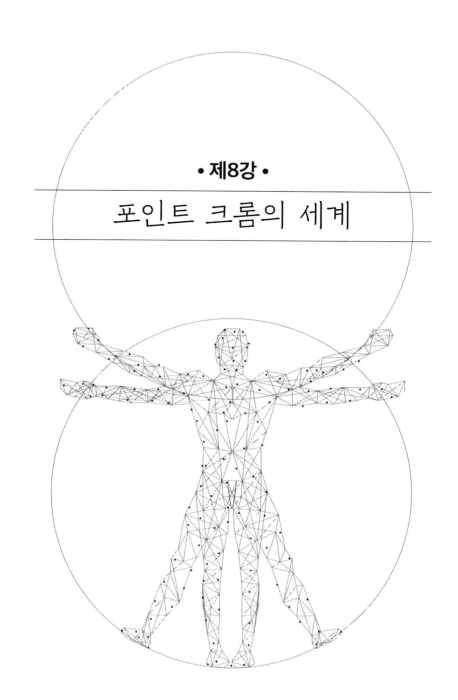

• 제8강 •

포인트 크롬의 세계

1 　포인트 크롬의 이론적 배경과 치료 원리

1) 포인트 크롬의 의학적 접근

(1) 송과체

송과체(松果體, pineal body 혹은 솔방울샘, pineal gland)는 뇌 뒤쪽 중앙 부분에 있는 내분비 샘으로 크기는 녹두알만 하고, 작은 솔방울 모양이다. 일명 골윗샘이라고도 한다. 송과체는 우리 몸속에서 외부적인 환경과 변화에 반응하여 스스로의 생체 기능을 조절하는 중요한 기관이다. 특히, 빛과 관련한 변화에 밀접한 반응을 보인다고 알려져 있다. 즉, 수면 시간, 생식 시기(특히 동물의 번식기) 등을 자연 변화에 따라 맞추는 기능이다.

이밖에도 송과체에서 분비되는 멜라토닌은 생식소에도 영향을 미친다. 사춘기에 감소하기 시작하는 멜라토닌이 사춘기 도래에 일조를 한다. 송과체 장애로 사춘기가 앞당겨지거나 늦어질 수 있다. 멜라토닌은 수면에 관여하는 호르몬이기 때문에 성장기에 충분한 수면을 취하지 못하면 뼈 성장에 영향을 미친다.

많은 원시 척추 동물들은 빛에 민감한 제3의 눈을 머리 윗부분에 가지고 있었다. 사람의 송과체는 광감기의 변형이라 할 수 있다. 송과체가 빛이 생체에 미치는 작용을 조정하고 있는 관계로, 일부 과학자들은 송과체는 제3의 신체적인 눈의 잔유물이라고 한다. 실제 송과체가 전혀 기능을 하지 않으면 보이지 않는 세계, 즉 정신적 사고 활동에 영향을 미친다.

(2) 시상하부

시상하부(視床下部, hypothalamus)는 간뇌(間腦)에 속하며 제3뇌실의 양 외측벽의 하부를 차지하는 자율신경계의 최고 중추이다. '감정 뇌'의 가장 중요한 부분으로 외부환경과 다른 뇌의 다양한 영역으로부터 정보를 받으며, 그것에 따라 즉각적으로 자율신경계와 내분비계를 통하여 여러 장기들을 폭넓게 통제, 조절한다. 다시 말해 시상하부는 체온 조절, 갈증 조절, 식욕 조절, 체중 조절 등 우리 몸의 광범위한 내부 환경을 조절한다. 그뿐만 아니라 흥분, 분노, 쾌감, 불쾌감 및 두려움 등의 정서(한의학의 칠정에 해당함)적 행동은 물론 성적충동에까지 많은 영향을 미친다.

시상하부가 중요한 이유는 분노와 두려움 등 스트레스와 깊은 관련이 있기 때문이다. 시상하부는 우리가 화나거나 두려움 등을 느끼는 일에 대항하거나 도망칠 수 있도록 한다. 즉, 정서적 행동이나 동기 유발 등이 시상하부에서 주로 이루어진다. 이러한 사실은 현대 양자물리학자들에 의해서 밝혀졌다.

시상하부가 교감신경과 뇌하수체를 통하여 신진 대사율을 높이면 우리의 몸은 근육에 필요한 혈액을 충분히 공급하기 위해 호흡과 심장박동이 빨라지고, 피부 혈관 등이 폐쇄, 차단되며 근육 혈관들이 확장된다. 결과 얼굴이 창백해지고, 위의 활동이 떨어지고, 소변이 마려워지는 느낌 등이 일어나게 된다. 스트레스에서 벗어나 진정되면 모든 것이 반대로 작용하여 몇 분 뒤에 정상으로 돌아간다.

시상하부의 일반적인 역할은 신체의 생리적인 욕구들을 만족시켜 행동을 조절하고 균형을 유지하는 데 있다. 시상하부는 자율신경계의 교감신경과 부교감신경의 균형을 조절하고, 뇌하수체의 호르몬 분비를 촉진하거나 억제함으로써 내분비계를 통제한다. 또한 추울 때 몸을 떨게 한다거나 더울 때 땀을 배출하는 등의 감각신호에 반응해 체성신경에 지배를 받는 골격근 운동에 영향을 준다.

이처럼 시상하부는 자율중추의 관제탑이자 교감·부교감 신경의 총괄지 휘본부라 할 수 있다. 가령 복내측 시상하부(ventromedial nucleus)가 손상되면 과식을 하여 체중이 증가하고, 인슐린 생산이 지속적으로 증가되며, 결과 매번 먹는 양 중에서 정상 이상의 비율이 지방으로 저장된다. 이와 반대로 외측 시상하부(lateral hypothalamus)가 손상되면 심하게 식욕이 저하되는 거식증을 유발한다.

시교차상핵(suprachiasmatic nuclous), 이 부위가 손상되면 육체적인 활동과 수면, 각성, 음식 섭취, 수분 섭취 등 하루의 생체 리듬이 파괴된다. 이 부위는 망막으로부터 시냅스를 통해 직접적으로 신호를 받으며, 밤낮의 주기와 하루의 리듬을 동시화하는 기능을 수행한다. 따라서 이 부위의 각 세포는 초소형 시계라고 할 수 있다.

(3) 크리토크롬

크리토크롬(cryptochrome)이란 포유동물의 일주기성(circadian rhythm), 즉 24시간을 주기로 하는 신체의 여러 기능을 조절하는 색소이다. 외부로부터 수정체를 통하여 망막에 도달한 빛에서 청색 빛을 흡수하고 그 신호를 뇌로 보내 포유동물의 일주기성과 낮과 밤을 알리는 빛 주기를 일치시킨다. 그리고 신호는 뇌에서 시각 신호를 받아들이는 부분 외의 다른 여러 조직에도 전달된다.

현대 양자물리학이 발달함에 따라 인간은 눈뿐만 아니라 피부를 통해서도 색깔을 인식할 수 있다는 사실을 알게 되었다. 연구에 따르면 식물은 피토크롬이라는 색소체를 통해 생체의 생장, 개화를 조절하고, 동물은 눈의 망막에 있는 로드프신 단백질과 피부에 있는 크립토크롬이라는 광수용 단백질이 빛과 색을 받아들여 신체의 여러 기능을 조절한다고 주장하였다. 이 두 개의 채널을 통해 들어온 빛과 색에 뇌 속에 있는 송과체가 반응하는데, 로드프신이 반드시 빛이 있어야 반응하는 것에 비해, 크립토

크롬은 빛이 없는 어두운 곳에서도 24시간 반응한다는 특징이 있다.

크립토크롬(cryptochrome)의 어원을 보면, 크립토(crypto)는 '숨었다', 크롬(Chrome)은 '색소'라는 뜻이다. 오랫동안 그 화학적 성질이 밝혀지지 않아 1970년대에 편의상 붙인 이름이다. 색과 광 조절을 하는 광수용체이다.

오랫동안 과학자들은 눈이 없는 식물이 어떻게 빛을 인지하는지 알아내기 위해 관여하는 유전자를 찾으려 노력했다. 그 결과 식물이 태양열을 한 곳에 모아 종이를 태우는 돋보기처럼 햇빛 감지 유전자를 갖고 있고, 그 빛을 에너지로 바꾸어 열매를 맺는 데 이용하는 것을 알게 되었다. 빛을 감지하는 식물 유전자들로는 파이토크롬, 크리토크롬, 제아크산틴, 포토트리핀이 있다. 파이토크롬은 적색광과 근적외선에, 나머지는 청색과 자외선에 반응한다. 그중 크립토크롬 유전자는 식물뿐 아니라 동물에서도 청색광을 인지하는 역할을 한다.

인간이나 동물은 눈만이 아니라 피부에서도 빛을 느끼고, 체내시계인 시간 맞추기를 하고 있다. 미국 노스캐롤라이나 대학의 미야모토 연구원과 아지스 산카는 눈 이외에도 피부나 뇌 등 전신 세포가 있는 단백질에 빛을 느끼는 기관이 있다는 가설을 세웠다. 이 단백질을 크립토크롬이라고 부른다. 이들은 크립토크롬의 역할을 분석한 결과, 사람이나 쥐의 크립토크롬은 눈과 피부 등 체표면에 많고, 파란빛을 흡수한다는 사실을 밝혀냈다. 또한 체내시계의 중추인 뇌의 일부에 집중되어 있다는 것도 알아냈다. 크립토크롬은 뇌에서 24시간 주기로 증감을 되풀이함으로써 체내시계를 실제의 일주(태양주기)에 맞추어 놓은 광수용기의 역할을 하고 있다는 결론에 도달했다. 그밖에도 피부로부터의 광수용기 크립토크롬은 파장을 지니고, 그에 따라 색을 분류·흡수하고 있다는 사실을 입증했다.

2) 포인트 크롬 요법의 탄생 원리

경락과 경혈은 각기 다른 고유한 색 파장과 에너지를 갖고 있다. 경락 이론에 따르면 인간은 누구나 태어날 때부터 고유색이 정해져 있으며, 각 경락의 물질과 에너지의 대소의 배합에 따라 체질이 정해진다. 경락의 유주 방향에 따라 각기 독특한 색 파장과 에너지는 일정한 영역대 안에서 변하지 않는 것으로 생각된다. 그러나 경락에 이상이 생기면 색 파장과 에너지가 변한다.

신체의 색 파장과 에너지를 측정하는 일은 쉽지 않다. 에너지는 주변 습도, 온도, 피부의 습도, 피부의 각질 상태, 피부의 두께와 체질, 기계의 속성, 도자의 성질, 압박의 정도, 나이, 약물이나 물리 치료, 침 치료 등에 의해 많은 영향을 받기 때문이다. 또한 하루 중에도 수치가 수시로 변하는 만큼 평균값으로 분석하는 것은 대단히 어렵고 변수가 많다. 경락진단기(양도락기)와 전기적 수치 측정기(혈압기, pH 측정기)가 개발되었으나 진단과 치료에 효과를 보지 못하는 이유가 여기에 있다.

물질이 가지고 있는 색은 파장을 가지며 피부 가까이 흐르는 경락으로부터 파장과 외기로부터의 파장이 같은 경우 안과 밖의 에너지 차이에 의한 방향성을 갖는다는 것이 필자의 가설이다. 12경락은 각기 고유한 색과 파장을 갖고 있으므로 각각의 경락마다 갖고 있는 고유의 색을 이용해서 정상적인 색과 파장을 찾아 주는 것이 포인트 크롬 요법의 원리이다. 포인트 크롬의 질병관은 다음과 같다.

경락은 경맥과 낙맥을 말하며, 기가 통과하는 통로이다. 기는 생명을 이루는 가장 작고 기본적인 요소이며, 경락을 통해 생명 유지에 필요한 정보와 물질을 주고받는다. 이것을 고속도로와 자동차로 비유하면 고속도로는 경맥에, 국도는 낙맥에, 자동차는 기에 비유할 수 있다.

고속도로나 국도도 도로마다 특징이 있듯이 12경락도 저마다 고유한 성질을 가지고 있다. 질병은 경락 고유의 성질을 잃어버리거나 바뀌었을 때 혹은 기혈 순환이 원활하지 못했을 때 생긴다. 포인트 크롬에서는 고속도로나 국도인 경락에 문제가 생겼을 때 이를 경락병으로, 고속도로를 달리는 자동차에 이상이 생겼을 때 기병으로 분류하였다. 더불어 고속도로도 망가지고 차도 고장 났을 때, 즉 경락에도 문제가 생기고 기에도 문제가 생겼다면 이를 혼합병으로 보았다.

예를 들어 자동차(기)는 멀쩡한데 고속도로(경락)를 지나가는 다리가 무너졌거나 도로가 파손되어 통행을 할 수 없다면 이를 경락병으로 보았다. 도로의 이상도 파손의 정도에 따라 신속히 복구할 수 있는 경우와 중장비를 동원할 만큼 시일이 걸리는 경우가 있을 것이다. 경락병도 마찬가지다. 병의 경중에 따라 어떤 병은 간단히 치료할 수 있지만, 시일이 오래 걸리는 병도 있을 수 있다.

기병의 경우도 마찬가지다. 예를 들어 도로는 멀쩡한데 자동차의 타이어나 엔진에 문제가 있다면 제대로 달릴 수 없을 것이다. 이것이 기병이다. 타이어 펑크는 간단히 처치할 수 있지만, 엔진에 결함이 생겨 자동차를 운행할 수 없다면 고치는 데 더 많은 시일이 걸릴 것이다.

다음은 고속도로에도 문제가 생기고, 자동차에도 문제가 생기는 경우이다. 즉, 경락과 기에 동시에 문제가 있는 경우로 포인트 크롬에서는 이를 혼합병으로 보았다. 예를 들어 산사태로 터널도 무너지고, 그 충격으로 터널 안을 달리던 자동차도 망가지거나 고장이 난 경우이다. 이때는 터널과 자동차를 동시에 수리해야 정상적으로 운행을 할 수 있다. 따라서 치료자는 병증을 보고 경락병인지, 기병인지 혹은 혼합병인지 잘 판단해야 한다.

포인트 크롬 요법은 음양오행의 이론을 바탕으로 경락, 원혈, 기경팔맥을 기반으로 하고 있다. 여기에 오행혈, 원혈, 기경팔맥의 주치혈의 보사를 적용시켰다.

예를 들면 수태음폐경의 이상 유무에 따라서 포인트 크롬 No.6에 상응

하는 혈자리에 보사 원칙에 따라 부착하였을 때 에너지가 큰 경우 같은
파장을 통해 외기로 배출되고, 에너지가 작은 경우 외기의 같은 파장을 통
해 흡수한다는 것이다.

물리의 법칙에 따르면 같은 파장이 만나면 증폭이 된다. 하지만 방향성
이 다르면 같은 파장대라도 상쇄된다. 따라서 유동성이 큰 물질들은 서로
혼합되어 중간을 취하는 성질이 있는 것이다. 삼투압 현상에서 농도가 낮
은 쪽에서 높은 쪽으로 이동하여 농도의 평형을 이루는 것도 한 예라고
할 수 있다. 포인트 크롬의 원리는 내부와 외부의 에너지를 자연의 섭리에
맞게 농도 조절하는 한편, 경락의 보사를 같이 한다는 데 있다.

3) 물질 속 에너지와 포인트 크롬의 관계

인간의 체표에 흐르는 기의 통로인 경락은 각각의 에너지를 수반하고 있
다. 에너지는 항상 물질로 변화하고, 물질은 항상 에너지로 변화한다. 또
한 에너지는 물질을 움직이고, 물질은 에너지를 생산한다. 이 에너지는 독
특한 성질을 지닌다. 에너지는 음과 양의 성질을 갖는다. 음과 양은 간단
히 말해 자석의 N극과 S극, 전기의 플러스와 마이너스처럼 서로 상반되는
성질을 통틀어 지칭하는 말이다. 음의 성질과 양의 성질은 고정된 것이 아
니라 주어진 조건에 따라 달라진다. 인간은 에너지의 음과 양의 편차(스트
레스: 7정, 6기, 충격, 사고, 과로, 약물중독, 질병 후유증 등)에 의해서 다양한 질
병에 걸린다.

포인트 크롬 요법은 음과 양의 편차를 줄여 질병을 치료한다. 음과 양의
편차를 줄이는 원리는 경락의 에너지가 긴장 상태일 경우에는 그 긴장을
이완시키는 억제 작용을 하고, 경락의 에너지가 실조 상태일 경우에는 그
실조를 활성시키는 흥분 작용을 하고, 경락의 에너지가 정상상태일 경우에

는 평형 작용을 함으로써 항상성을 유지하여 생체 기능을 활성화시켜 경락이 갖고 있는 기본 물질과 에너지를 유지하여 질병을 치료하는 것이다.

4) 포인트 크롬의 치료 원리

포인트 크롬 요법은 대체의학의 한 분야로 양방과 한방을 종합한 꿈의 의학 또는 제3의학[11]이다. 포인트 크롬 요법은 인간의 질병(질병이란 신체의 생리 상태의 불균형을 의미한다. 일반적으로 불유쾌한 증상들, 즉 감염, 발열, 중독, 상해, 기능 항진, 기능 저하 등을 말한다)을 부분적으로 보지 않고 전체적으로 보면서 각 실체가 하나의 부분임과 동시에 하나 속의 전체라는 개념으로 파악한다. 포인트 크롬 요법은 인체의 부작용 없이 조화와 균형을 이루도록 정신과 신체 기능을 향상시키므로 제3의학 또는 대체의학, '꿈의 의학'이라고 할 수 있다. 이러한 자연 치유는 몸의 상태를 회복시켜 스스로 건강한 삶을 살게 한다.

---

11) 치료의학, 예방의학 다음으로 신의학의 개념으로 뉴욕 대학의 라스크 교수가 처음 제안한 개념으로 신체적인 장애를 가진 환자를 육체적 · 심리적 · 경제적으로 회복시켜 사회로 돌려보내는 의학을 말한다.

2 음양과 우주 그리고 경락

1) 음양의 상대적 균형과 불균형

음양은 끊임없이 변화하고 있다. 정상적인 조건하에서는 그 어느 측면에도 과도하게 편승(偏升)하거나 편쇠(偏衰)할 수 없다. 다시 말해서 정상적인 조건하에서는 음양은 상대적인 균형을 유지하고 있다. 이러한 현상을 자연계에서 실례를 들면 다음과 같다.

땅의 물은 외계 온도의 열의 영향에 의하여 끊임없이 수증기로 증발되며, 공중에 상승하여 구름이 된다. 공중에서는 외계 온도의 찬 기운의 영향에 의하여 공중의 수증기가 응결되어 땅에 떨어지면 비가 된다. 이것은 지상에서 陰(지상수)이 陽(수증기)으로 변화하며 공중에서는 陽(구름)이 陰(비)으로 끊임없이 변화하는 것을 말한다. 그런데 이 양자 간의 균형이 깨지면 가뭄이나 장마가 든다.

이러한 우주 변화는 인체에서도 끊임없이 일어나고 있다. 건강한 상태에서는 음양(陰陽)이 서로 균형을 유지하기 위해서 한쪽이 과도하게 되든지, 약화되는 것을 서로 제약함으로써 지나친 편승이나 편쇠 현상을 막는다. 그렇게 함으로써 음양은 끊임없이 변화하나 일정한 범위를 벗어나지 않고 건강한 상태를 유지할 수 있다.

그러나 이러한 균형 관계가 깨어질 때, 인체에 질병이 생긴다. 포인트 크롬 요법은 이러한 음양의 불균형과 편차를 줄여 균형 상태를 회복시켜 질병을 치료하는 원리이다. 다시 말해서 음양의 편차가 클수록 인체는 질병 발생 확률이 커지고, 원인을 정확히 알 수 없는 질병, 즉 현대의학에서 말하는 증후군이라고 하는 병으로 고생하게 된다.

또한 음양의 어느 하나가 편승하거나 편쇠할 때는 서로 다른 측면에 영향을 주므로 질병을 치료할 때 이러한 상호관계를 잘 조절하는 것이 중요하다. 예를 들어 임상에서 출혈을 하거나 심한 구토, 설사를 할 때에 그것은 우선 음(陰)을 약화시키는 결과를 나타내는 동시에 이러한 음(陰)의 약화는 양(陽)에도 장애를 일으킬 수 있다. 때문에 그에 적합한 대책으로 자음(滋陰)하는 동시에 보음(補陽)하는 치료를 강구해야 한다.

2) 12경락의 색의 진동 및 파동과 파장

(1) 신체 경락

① 수태음폐경(手太陰肺經)

수태음폐경은 네 가지로 분류할 수 있다. 수(手)는 손 수 자를 말하며 태음(太陰)은 6기(六氣)상 습과 토를 품고 있으며 폐는 신체 장부의 폐장(肺臟)을 말하는 것이다. 경(經)은 경락을 의미한다. 그러므로 6기상 태음은 토이므로 황색이다. 오행상 폐장은 금(金)이고 금은 백색이므로 이 둘을 합치면 미색이 된다. 따라서 수태음폐경은 미색이다. 포인트 크롬 No.6.

② 수양명대장경(手陽明大腸經)

수양명대장경은 네 가지로 나눌 수 있다. 수(手)는 손 수 자를 말하며 양명(陽明)은 6기(六氣)상 조(燥)와 금(金)을 품고 있으며 대장(大腸)은 신체 장부의 대장을 말하는 것이다. 경(經)은 경락을 의미한다. 그러므로 6기상 양명은 금이고 금은 백색이다. 오행상 대장은 금이며 금은

백색이므로 둘을 합치면 백색이 된다. 따라서 수양명대장경은 백색이
다. 포인트 크롬 No.7.

③ 족양명위경(足陽明胃經)

족양명위경은 네 가지로 나눌 수 있다. 족(足)은 발 족 자를 말하며 양
명(陽明)은 6기상 조(燥)와 금(金)을 품고 있으며 위장(胃腸)은 신체 장
부의 위장을 말하는 것이다. 경(經)은 경락을 의미한다. 그러므로 6기
상 양명은 금이고 금은 백색이다. 오행상 위장은 토이며 토는 황색이
므로 이 둘을 합치면 미색이 된다. 따라서 족양명위경은 미색이다. 포
인트 크롬 No.6.

④ 족태음비경(足太陰脾經)

족태음비경은 네 가지로 나눌 수 있다. 족(足)은 발 족 자를 말하며 태
음(太陰)은 6기상 습(濕)과 토(土)를 품고 있으며 비장(脾臟)은 신체 장
부의 비장(췌장)을 말하는 것이다. 경(經)은 경락을 의미한다. 그러므
로 6기상 태음은 토(土)이고 토는 황색이다. 오행상 비장은 토이고 토
는 황색이므로 이 둘을 합치면 황색이 된다. 따라서 족태음비경은 황
색(黃色)이다. 포인트 크롬 No.3.

(2) 감성 경락

① 수소음심경(手少陰心經)

수소음심경은 네 가지로 나눌 수 있다. 수(手)는 손 수 자를 말하며
소음(少陰)은 6기상 군(君과 화(火)를 품고 있으며 심장(心臟)은 신체 장
부의 심장을 말하는 것이다. 경(經)은 경락을 의미한다. 그러므로 6기
상 소음은 화이고 화는 적색이다. 오행상 심장은 화이며 화는 적색이

므로 이 둘을 합치면 적색이 된다. 따라서 수소음심경은 적색이다. 포
인트 크롬 No.1.

② 수태양소장경(手太陽小腸經)

수태양소장경은 네 가지로 나눌 수 있다. 수(手)는 손 수 자를 말하며
태양은 6기상 한(寒)과 수(水)를 품고 있으며 소장(小腸)은 신체 장부
의 소장을 말하는 것이다. 경(經)은 경락을 의미한다. 그러므로 6기상
태양은 수(水)이고 수는 흑색이다. 오행상 소장은 화(火)이며 화는 적
색이므로 이 둘을 합치면 자주색이 된다. 따라서 수태양소장경은 자
주색이다. 포인트 크롬 No.2.

③ 족태양방광경(足太陽膀胱經)

족태양방광경은 네 가지로 나눌 수 있다. 족(足)은 발족 자를 말하며
태양은 6기상 한(寒)과 수(水)를 품고 있으며 방광(膀胱)은 신체 장부
의 방광을 말하는 것이다. 경(經)은 경락을 의미한다. 그러므로 6기상
태양은 수(水)이고 수는 흑색이다. 오행상 방광은 수이며 수는 흑색이
므로 이 둘을 합치면 흑색이 된다. 따라서 족태양방광경은 흑색이다.
포인트 크롬 No.8.

④ 족소음신경(足少陰腎經)

족소음신경은 네 가지로 나눌 수 있다. 족(足)은 발족 자를 말하며 소
음(少陰)은 6기상 군(君)과 화(火)를 품고 있으며 신장(腎臟)은 신체 장
부의 신장을 말하는 것이다. 경(經)은 경락을 의미한다. 그러므로 6기
상 소음은 화이고 화는 적색이다. 오행상 신장은 수이며 수는 흑색이
므로 이 둘을 합치면 자주색이 된다. 따라서 족소음신경은 자주색이
다. 포인트 크롬 No.2.

(3) 지성 경락

① 수궐음심포경(手厥陰心包經)

수궐음심포경은 네 가지로 나눌 수 있다. 수(手)는 손수 자를 말하며 궐음(厥陰)은 6기상 풍(風)과 목(木)을 품고 있으며 심포(心包)는 심장을 둘러싸고 있는 무형의 장기이다. 경은 경락을 의미한다. 그러므로 6기상 궐음은 목이고 목은 청색이다. 오행상 심포는 화이며 화는 적색이므로 이 둘을 합치면 보라색이 된다. 따라서 수궐음심포경은 보라색이다. 포인트 크롬 No.5.

② 수소양삼초경(手少陽三焦經)

수소양삼초경은 네 가지로 나눌 수 있다. 수(手)는 손수 자를 말하며 소양(少陽)은 6기상 상(相)과 화(火)을 품고 있으며 삼초(三焦)는 신체의 무형의 장기이다. 경은 경락을 의미한다. 그러므로 6기상 상화(相火)는 화이고 화는 적색이다. 오행상 삼초는 화이며 화는 적색이므로 이 둘을 합치면 적색이 된다. 따라서 수소양삼초경은 적색이다. 포인트 크롬 No.1.

③ 족소양담경(足少陽膽經)

족소양담경은 네 가지로 나눌 수 있다. 족(足)은 발족 자를 말하며 소양(少陽)은 6기상 상(相)과 화(火)를 품고 있으며 담(膽)은 담낭을 말한다. 경은 경락을 의미한다. 그러므로 6기상 소양은 화이고 화는 적색이다. 오행상 담은 목(木)이며 목은 청색이므로 이 둘을 합치면 보라색이 된다. 따라서 족소양담경은 보라색이다. 포인트 크롬 No.5.

포인트 크롬 요법

④ **족궐음간경**(足厥陰肝經)

족궐음간경은 네 가지로 나눌 수 있다. 족(足)은 발 족 자를 말하며 궐음은 6기상 풍(風)과 목(木)을 품고 있으며 간(肝)은 간장을 말한다. 경은 경락을 의미한다. 그러므로 6기상 궐음(厥陰)은 목이고 목은 청색이다. 오행상 간장은 목이며 목은 청색이므로 이 둘을 합치면 청색이 된다. 따라서 족궐음간경은 청색이다. 포인트 크롬 No.4.

3) 포인트 크롬 경락 요법

동양 사상에서는 인간을 소우주로 바라보고, 인체에 흐르고 있는 경락 중 12정경인 12경맥을 우주와 연관시켜 생각했다. 우주는 태양, 달, 태풍, 바람, 나무, 흙, 광물, 용암, 바다, 석유와 온천수, 늪과 갯벌, 불을 지니고 있다. 포인트 크롬은 사람의 몸도 우주가 가지고 있는 성질을 지니므로 12경맥과 짝을 져 새로운 관점에서 질병의 원인을 찾아 치료하는 요법이다. 다시 말해 포인트 크롬 요법은 선천적, 혹은 후천적으로 물질과 기(에너지)의 흐름과 경락의 성질이 바뀌었을 때 질병이 걸리는 것으로 보았다. 포인트 크롬 요법은 본래의 기(에너지)의 흐름과 경락의 성질을 찾아주어 자연치유력(항상성, 재생력, 방어력)을 향상시키는 원리이다.

포인트 크롬은 경락 중 12정경만 사용한다. 12정경은 수태음폐경, 수양명대장경, 족양명위경, 족태음비경, 수소음심경, 수태양소장경, 족태양방광경, 족소음신경, 수궐음심포경, 수소양삼초경, 족소양담경, 족궐음간경이다. 이들 각각 경락은 성질과 음양의 기(에너지)가 다르다. 우주와 결합시켜 경락을 설명하면 다음과 같이 정리할 수 있다. 이런 주장은 필자의 생각이므로 절대적인 것은 아니며, 이해를 돕기 위한 것이다.

포인트 크롬 요법에서는 경락의 성질에 이상이 생겼을 때, 이를 '경락병'

으로 보았다. 또한 기의 흐름에 이상이 생겼을 때 '기병'으로 보았다. 이는 『동의보감』의 오행 경락 형성 이론을 토대로 하고 있다.

(1) 수태음폐경

물질과 기(에너지)의 측면에서 보면, 자연의 늪이나 갯벌에 비유할 수 있다. 이들은 수분이 마르거나 얼어 버리면 그 자체가 존재 가치를 잃는다. 수태음폐경의 원리도 이와 같다. 수태음폐경은 폐, 코, 피부 등을 관장하고 있다. 만약 수태음폐경의 수분이 마르면 축농증이 걸리고, 얼어 버리면 천식과 같은 질병이 발생한다고 필자는 생각하고 있다. 수태음폐경은 신체에서 기의 흐름을 주관하는 경락이다. 이 경락은 약간의 음의 성질을 띠고 있다. 정격(보법)으로 시술하게 되면 음의 성질을 강화시키는 것이며, 승격(사법)으로 시술하게 되면, 넘치는 물의 성질을 조절할 수 있다. 그러므로 환자의 질병 상태에 따라서 정격(보법)과 승격(사법)을 구분하여 시술하면 된다. 예를 들어 보면 소아의 질병 중 코 질환은 대체적으로 양(불)의 성질이 강해서 생긴다. 그러나 비슷한 코 질환이라 해도 성인의 경우, 음(물)의 성질이 강해져서 음병(陰病)으로 보는 경우가 많다.

❀ 폐장의 가스 교환 작용

우리 몸의 70%는 수분이고, 나머지 30% 중에서 약 75%는 단백질이다. 따라서 우리 몸의 제1 주성분은 물이고, 제2 주성분은 단백질이다. 공기의 질소가 우리 몸의 제2 주성분인 단백질을 만들기 때문에 물과 공기는 생명의 근원이다.

산소는 영양소를 산화시키고 유해가스를 배출한다. 생물체는 공기를 통해 호흡한 산소를 이용해 영양소를 산화시키고 이 과정에서 생기는 에너지에 의해 생명 활동을 영위한다. 또 산소가 부족하면 체내의 가스 교환이 이루어지지 않아 호흡 곤란과 쇼크를 일으키게 된다. 이것은 산소가 체내에 정체된 독가스, 즉 일산화탄소를 이산화탄소로 만들어 체외로 발산시키기 때문이다.

공기이온은 플러스 혹은 마이너스로 대전된 공기입자를 말한다. 땅과 대기의 방사선이나 우주선 등 다른 이온화 인자들의 작용으로 공기분자에서 튀어나간 전자들이 다른 분자에 붙어 음이온을 만든다. 공기이온은 기온이 높고 바람이 세며 기압이 낮을 때 많아지므로 여름철과 이른 아침에 많다. 보통 초원이나 수풀, 강, 호수, 폭포 등지에 많다.

음이온(수소양삼초경 승격)은 자율신경 중 교감신경을 억제하고 부교감신경을 긴장시키는 작용을 한다. 그 결과 세동맥과 모세혈관을 넓히고 심장박동을 느리게 하여 심장을 쉬게 해 준다. 또 신체가 쉽게 피곤하지 않게 한다. 양이온(수소양삼초경 정격)은 부교감신경, 즉 미주신경을 억제하고 교감신경을 긴장 상태로 만든다. 그래서 양이온이 많은 곳에 있으면 상쾌감을 느낀다.

(2) 수양명대장경

물질과 기(에너지)의 측면에서 보면 바위나 철광석에 비유할 수 있다. 바위와 철광석은 차고, 단단하고 건조하다. 또한 송곳과 같은 성질을 띠고 있어 막힌 곳을 뚫어 주는 기능을 한다. 이 경락은 단단하고 건조하며 차가운 성질을 갖고 있다. 수양명대장경의 성질이 바뀌면 만성 변비나 설사로 고통을 받을 수 있다. 정격(보법)으로 시술하게 되면 습한 장기는 건조해진다. 반대로 승격(사법)으로 시술하게 되면 장기의 기능이 떨어지므로 승격과 정격을 정확히 구분하여 시술해야 한다. 예를 들면 성인은 동맥경화로 인해 혈관이 좁아지는 경우가 많다. 이것은 음병(陰病)으로 대장경의 승격(사법)으로 시술하는 것보다는 정격(보법)으로 시술하는 것이 바람직하다.

(3) 족양명위경

물질과 기(에너지)의 측면에서 보면, 대지(大地)에 비유할 수 있다. 땅은 작물을 재배하는 주된 기능을 가지고 있다. 족양명위경은 위와 입을 주관한다. 만약 이들이 메마르거나 수분이 과하게 되면 제대로 작물을 재배할 수가 없다. 족양명위경도 이와 마찬가지다. 수분이 너무 과하면 위하수에 걸리고, 너무 메마르면 위염이나 위암 등에 걸릴 수 있다. 이 경락은 약간의 양의 성질을 띠고 있다. 그러므로 질병 상태에 따라서 음병(水)인지 양병(火)인지를 구분하여 정격(보법)과 승격(사법)을 적절하게 선택하여 시술해야 한다.

(4) 족태음비경

족태음비경은 신체의 수분을 조절한다. 물질과 기(에너지)의 측면에서 보면, 개천이나 강물에 비유할 수 있다. 이들은 흘러가는 기능을 담당하며 적당해야 맡은 바 소임을 다할 수 있다. 만약 물이 너무 많거나 막혀도 또한 메마르거나 오염이 되어도 기능을 제대로 할 수 없다. 물이 너무 많거나 막히면 부종에 걸릴 수 있고, 메마르면 맹장염이나 변비에 걸릴 수 있다. 또 오염이 되면 중독을 일으킨다. 족태음비경(족태음비경은 장기로는 췌장으로 생각된다)은 췌장과 전신에 그물망처럼 퍼져 있는 림프관을 주관한다. 정격(보법)으로 시술하게 되면 물의 기운과 수분을 증가시키며 승격(사법)으로 시술하게 되면 수분을 감소시킨다.

✿ 신체 내의 물의 영향

물은 입, 위, 장, 간장을 거쳐 심장, 혈액, 신장, 배설 등의 순서로 순환하면서 다음의 기능을 한다.

① 세포의 형태를 유지하고 신진대사작용을 원활히 해 준다.
② 혈액과 조직액의 순환을 원활하게 해 준다.
③ 영양소를 용해시키며 이를 흡수, 운반해 필요로 하는 세포에 운반하는 역할을 한다.
④ 체내에 불필요한 노폐물을 체외로 배설시킨다.
⑤ 혈액을 중성 내지 약알칼리성으로 유지시켜 준다.
⑥ 체내의 열을 발산시켜 체온을 조절한다.

이와 같이 물은 순환, 동화, 배설, 체액 및 체온의 조절 기능을 수행하며 몸의 건강에 관여한다. 물을 많이 마심으로써 얻는 가장 큰 이득 가운데 하나는 발암 물질을 비롯한 유해 물질을 희석시킨다는 점이다. 유해 물질의 피해는 섭취한 총량보다 농도에 비례하는데 똑같은 양의 유해 물질에 접촉되더라도 물을 많이 마셔 농도를 묽게 해 주면 피해는 훨씬 줄어든다는 원리이다. 단적으로 말하면 건강하다는 것은 물의 체내 순환이 잘 이루어진다는 말이라고 해도 과언이 아니다.

물의 필요량은 사람마다 다르다. 그 사람의 신체적 조건과 하는 일에 따라 요구량이 달라진다. 그러나 일반적으로 성인이 하루 필요로 하는 양은 약 2ℓ 정도이다. 인간이 하루에 배설하는 물의 양은 폐호흡을 통해 약 600g, 피부호흡으로 약 500g, 대소변으로 약 1400g 정도로 총 2,500g에 이른다. 우리가 음식물을 통해 섭취하는 물의 양은 약 500g 정도이다. 그러므로 약 2,000㎖(2ℓ)는 생수로 보충해 주어야 적정량을 유지할 수 있다.

인간이 갈증을 느끼면 이미 탈수 상태이다. 탈수는 필요한 수분량보다 적은 양의 수분을 공급받은 상태를 말한다. 대개 체중의 1% 이상 수분이 부족할 때를 '탈수 상태'라 한다. 물을 찾게 되는 갈증은 보통 체중의 0.8~2% 이상 탈수가 됐을 때이다. 따라서 사람들은 자신이 탈수 상태인지 모를 수 있다. 특히 노령자는 갈증을 잘 못 느끼는 경우가 많아 탈수 현상이 예상 외로 심해질 수 있다.

또한 커피나 알콜 또는 각종 차와 음료를 마셨다면 수분 소실이 더욱 심각해진다. 하루 6잔 커피를 마시면, 전체 수분량의 2.7%가 감소하는 것으로 조사되었다. 알콜도 이뇨 작용으로 만성 탈수를 유발할 수 있다. 따라서 신체에 물이 부족하면 새로운 질병이 생기기도 하고 있던 질병이 악화되기도 한다. 즉, 이 말은 물을 충분히 먹으면 예방할 수 있는 병이 많다는 뜻도 된다. 물 부족으로 걸릴 수 있는 질병은 다음과 같다.

(1) 가장 대표적인 것이 요로결석이다. 요로결석은 소변이 만들어지는 콩팥에서 칼슘 등이 결석의 시발점이 되어 눈덩이처럼 커진 상태를 말한다. 따라서 물이 부족하면 소변의 농도가 짙어져 결석이 생길 확률이 높아진다. 원래 있던 결석도 커질 가능성이 많다. 그러나 물을 많이 마신다면 소변을 희석시키고, 있던 요로결석의 배출도 원활해진다.

(2) 물을 많이 먹으면 콩팥, 요관, 방광 등 요로에 생기는 암 발생도 줄여 준다. 이는 발암 물질이 접촉하는 시간과 농도를 줄여 주기 때문이다. 특히 방광암의 예방 효과는 물을 많이 마실수록 커진다. 대장암도 물을 많이 마시는 사람이 그렇지 않은 사람보다 발병 위험이 45% 감소하는 것으로 조사됐다.

(3) 만성적인 탈수 상태에서는 침샘 기능에 이상이 와서, 침 분비량이 줄어들고 이로 인해 구강 보건 상태가 나빠질 수 있다. 한편 만성적인 탈수 상태에서는 인지 기능이나 정신 기능도 현저히 줄어든다. 일본인 학자는 다음과 같이 물의 중요성을 언급하였다.

① 혈액 순환 ② 임파액 활동 ③ 산. 염기의 평형 ④ 체온 조절 ⑤ 생리적 포도당의 생성 ⑥ 세포의 신진대사 ⑦ 모세관 작용 촉진 ⑧ 내장기관 세정 ⑨ 중독 해소 및 완화 ⑩ 변비 예방 ⑪ 설사 치유 ⑫ 피부 광택 개선 ⑬ 주독 예방 ⑭ 구토 치유 ⑮ 몸 냄새 제거 ⑯ 요독증 발생 방지 ⑰ 각종 미네랄 흡수

(5) 수소음심경

수소음심경이 주관하는 인체의 장기는 심장과 혀 그리고 혈맥이다. 이 경락은 모닥불같이 따뜻한 성질을 가지고 있다. 화력이 너무 세거나 약하면 질병에 걸릴 수 있다. 너무 세면 심화병(홧병), 너무 약하면 진심통(냉으로 인해 가슴 통증을 일으키는 질병)을 일으킨다. 이 경락은 강력한 양의 성질을 띠고 있다. 질병 상태가 음의 성질을 띠고 있을 때, 이 경락의 정격(보법)을 선택하여 음의 기운을 제거할 수 있다.

(6) 수태양소장경

물질과 기(에너지)의 측면에서 보면, 용암과 같은 성질을 가지고 있다. 용암은 너무 뜨거워지거나 차가워지면 지구에 영향을 미친다. 수태양소장경은 혈액에 해당된다. 혈액이 너무 뜨거워지면 코피나 월경 과다, 아토피 등의 질병에 걸린다. 또한 너무 차가워지면 면역 기능에 이상이 오며 백혈병과 같은 질환이 올 수도 있다. 수태양소장경은 소장, 혈액 등에 관여한다. 이 경락은 약간의 양의 성질을 띠고 있다. 그러나 이 경락은 혈액과 관계가 있는 모든 질병에 포괄적으로 사용할 수 있으며, 신체에서 출혈로 인한 질병에 정격(보법)으로 시술하면 된다.

(7) 족태양방광경

물질과 기(에너지)의 측면에서 보면, 바다와 같이 찬 성질을 가지고 있다. 바다는 약 70%의 물과 소금 성분으로 되어 있다. 만약 물과 소금 함량이 적거나 많아지면 문제가 생긴다. 마찬가지로 인체도 약 70%의 수분으로 이루어져 있다. 만약 인체의 물과 소금이 부족하면 활액 분비가 원활하지 못함으로 인한 관절염, 방광염, 열성으로 인한 각종 질병에 걸릴 수 있다. 염분이 공급되지 않으면 혈액 중의 염증, 무력증이 오게 되어 인체에 침입한 균과 그 균의 작용으로 생긴 각종 염증을 잡을 수 없다.

소금은 물과 함께 인체의 정화 작용을 한다. 적절한 소금의 섭취와 생수를 충분히 섭취하는 것이야말로 우리 몸속을 깨끗하게 청소하여 성인병에 대한 불안을 덜 수 있는 섭생의 기초이다.

이 경락의 성질은 강력한 음의 성질을 띠고 있다. 그러므로 모든 양병에는 이 경락을 선택하여 시술할 수 있다. 이 경락의 정격(보법)은 음의 성질을 강화하고 체내의 물과 소금의 농도를 개선할 수 있다.

(8) 족소음신경

지구상의 물질과 에너지로 비유하면 석유, 혹은 온천수와 같은 성질을 지니고 있다. 인체로는 호르몬에 해당하는 역할을 하는 것 같다. 인체의 호르몬은 이제까지 밝혀진 것만 해도 약 50여 종이다. 호르몬은 뇌와 장기를 비롯한 전신에서 분비되며, 분비량이 과다하거나 부족하면 질병을 일으킨다. 또한 이농(耳聾: 귀가 안 들리는 것), 이명(귀에서 소리가 나는 것) 등의 질환을 일으킨다. 이 경락의 성질은 중간 정도의 양의 성질을 띠고 있다. 신장과 관계되는 모든 질병에 사용하며 정격(보법)으로 시술해야만 부족한 것을 보충할 수 있다. 체내에서 과도하게 항진인 경우에만 승격(사법)으로 시술해야 한다.

(9) 수궐음심포경

물질과 에너지의 측면에서 보면, 바람에 해당한다. 이 바람은 봄바람처럼 따뜻하면서 솔솔 부는 성질을 지니고 있다. 식물은 바람이 제대로 불지 않으면 꽃가루를 퍼뜨릴 수 없어 자손을 이어갈 수 없다. 수궐음심포경은 인체에 여러 장기에 영향을 미치지만, 주로 뇌기능을 활성화시키는 데 관여한다. 그러므로 산들산들 지속적으로 불어야 뇌기능이 활성화된다. 만약 그렇지 못하면 기억력, 건망증, 치매에 걸릴 수도 있다. 이 경락은 약간의 양의 성질을 띠고 있다. 이 경락과 교상합인 경락은 담경으로 심포경의 정격(보법)과 담경의 승격(사법)은 같은 기의 성질을 지니고 있기에 질병 상태에 따라 적절하게 선택하여 사용한다.

(10) 수소양삼초경

물질과 에너지의 측면에서 보면, 태양처럼 뜨거운 성질을 지니고 있다. 태양은 에너지의 근원으로 동식물의 생존에 필수적이다. 이와 같이 수소양삼초경도 우리 몸을 능동적이고 적극적으로 생활하게 만드는 경락이다. 또한 신체에서는 자율신경에 해당된다. 만약 수소양삼초경의 성질이 바뀌면 우울증, 각종 냉성 질환(냉대하, 위장 질환)에 걸릴 수도 있다. 이 경락은 강력한 양의 성질을 띠고 있다. 특히 정격(보법)으로 시술하게 되면 교감신경을 활성화시키는 것이며 승격(사법)으로 시술하게 되면 부교감신경을 활성화시키는 것으로 생각된다. 그러므로 모든 장기의 기능에 따라서 정격(보법)과 승격(사법)을 정확하게 선택하여 사용해야 한다.

① 태양이 신체에 미치는 효과

햇볕은 9가지 광선으로 이루어져 있다. 빨, 주, 노, 초, 파, 남, 보의 7가지와 가시광선과 자외선, 그리고 적외선이다. 육안으로 느낄 수 있는 가시광선은 380~780㎚(nanometer)의 파장을 가진 빛이며, 적외선은 이보다 파장이 긴 열선이다. 자외선은 가시광선보다 파장이 짧다. 파장이 짧다는 것은 보라색보다도 파장이 짧다는 것이다. 이 말은 자외선은 음의 성질이 강하다는 뜻이다.

환자들의 치료에 주로 작용하는 광선은 자외선이다. 자외선의 복사 세기는 낮 12시부터 오후 1시 사이에 가장 세며, 계절별로는 봄, 여름에 강하다. 고도가 높을수록 자외선의 복사세기는 강하다.

② 자외선의 역할
- 통증을 멎게 하는 작용
- 상처를 아물게 하는 작용
- 혈압을 낮추는 작용
- 위액의 산도를 높이는 작용
- 이뇨 작용 등
- 살균 작용

③ 햇빛이 신체에 미치는 영향
- 신진대사가 잘 이루어지고, 성장이 잘 된다.
- 새로운 피가 빨리 만들어지며 혈액 순환이 원활해진다.
- 피부를 튼튼하게 해서 병을 막아준다.
- 몸속에서 비타민 D를 만들어 준다. 비타민 D는 우리 몸의 뼈와 치아 따위를 튼튼하게 해 주는 물질이며, 이것이 부족하면 감기에 잘 걸린다.
- 살균 작용을 잘해서 병을 막아 준다.

오염된 공기는 햇빛의 자외선을 흡수, 소멸시키기 때문에 면역력이 떨어지고 온갖 질병에 시달릴 수 있다.

(11) 족소양담경

족소양담경은 담낭과 손톱, 발톱에 관여한다. 물질과 에너지의 측면에서 보면, 달과 같은 성질을 지니고 있다. 달은 빛을 내며, 한 달 간격으로 모양을 바꾼다. 이와 같이 족소양담경은 인체에서 특정 부위(음경의 해면체)를 확장시키거나 각종 기생충의 감염을 예방할 수 있다. 이 경락은 약간의 양의 성질을 띠고 있다. 정격(보법)으로 시술하게 되면 근육의 이완을, 승격(사법)으로 시술하게 되면 근육의 수축과 불면증에 도움을 줄 수 있다.

(12) 족궐음간경

물질과 기의 측면에서 보면, 태풍과 같이 센 바람의 성질을 지닌다. 태풍은 물 부족 현상을 해소하며, 저위도 지방에서 축적된 대기 중의 에너지를 고위도 지방으로 운반하여 지구상의 남북의 온도 균형을 유지시켜 준다. 또한 해수를 뒤섞어 순환시킴으로써 플랑크톤을 용승 분해시켜 바다 생태계를 활성화시키는 역할을 한다. 마찬가지로 족궐음간경도 태풍과 같은 바람을 일으켜 신체 특정 부위의 체온을 낮추며, 막힌 곳을 뚫어 인체의 기능을 활성화시킨다. 또한 해독 작용을 도와준다. 만약 족궐음간경의 성질이 변하면 각종 안 질환, 간 기능 이상 등의 질환을 일으킨다. 이 경락은 정격(보법)으로 시술하게 되면 양의 성질을 띠고, 승격(사법)으로 시술하게 되면 교상합의 원칙에 따라서 삼초경의 에너지를 갖게 된다. 신체에서 어지러움과 떨림 현상은 승격(사법)으로 시술하면 된다.

허증	보	사	실증	사	보
폐허증	태연(6)	어제(6)	폐실증	척택(6)	어제(6)
대장허증	곡지(7)	양계(7)	대장실증	이간(7)	양계(7)
심허증	소충(1)	음소해(1)	심실증	신문(1)	음소해(1)
소장허증	후계(2)	전곡(2)	소장실증	양소해(2)	전곡(2)
심포허증	중충(5)	곡택(5)	심포실증	대릉(5)	곡택(5)
삼초허증	중저(1)	액문(1)	삼초실증	천정(1)	액문(1)
비허증	대도(3)	은백(3)	비실증	상구(3)	은백(3)
위허증	해계(6)	함곡(6)	위실증	여태(6)	함곡(6)
신허증	부류(복류)(2)	태계(2)	신실증	용천(2)	태계(2)
방광허증	지음(8)	위증(8)	방광실증	속골(8)	위증(8)
간허증	곡천(4)	중봉(4)	간실증	행간(5)	중봉(4)
담허증	양보(5)	규음(5)	담실증	양보(5)	규음(5)

* 괄호 안의 숫자는 포인트 크롬의 번호임.

4) 포인트 크롬 원혈 요법

(1) 이론적 배경

인체는 장기마다 고유한 진동수, 파장, 파동을 가지고 있다. 포인트 크롬에서는 이에 이상이 생기면 질병이 발생한다고 보았다. 지구상에 생존하고 있는 모든 생명체는 각각 고유의 전기적 진동 주파수와 파장을 가지고 있다. 마찬가지로 미생물도 고유의 특정한 분자 진동과 패턴(Molecular Oscillation Pattern)을 갖고 있다. 5,216가지로 알려진 인간의 몸의 진동 패턴에 이상이 생기면 그 부위는 무기력해지고 주변 연부 조직(근육, 힘줄, 인대, 혈관 등)은 질병에 걸린다. 또한 주파수가 지나치게 낮아지면 그 부위는 질병을 스스로 물리칠 수 없게 되고, 시간이 지남에 따라 그 부위를 둘러싸고 있는 신체 내부 조직도 약해져 질병이 만성화된다. 원혈 요법은 이를 바로 잡아 본래의 건강 상태로 되돌려 놓는 요법이다.

(2) 문헌적 배경

『동의보감』, 「내경」편 '장부상관(臟腑相關)' 5장 천착론(穿鑿論)[12]에는 이렇게 쓰여 있다.

> 심(心)과 담(膽)은 서로 통하기 때문에 심병으로 가슴이 몹시 두근거릴 때에는 담을 따뜻하게 하는 것을 위주(爲主)로 해야 한다. 담병으로 몸을 몹시 떨거나 전광증(癲狂症)이 생겼을 때에는 심을 보(補)하는 것을 위주로 해야 한다. 간(肝)과 대장(大腸)은 서로 통하기 때문에 간병 때에는 대장을 잘 통하게 해야 하고 대장병 때에는 간경(肝經)을 고르게[平] 하는 것을 위주로 해야 한다. 비(脾)와 소장(小腸)은 서로 통하기 때문에 비병 때에는 소장의 화(火)를 사(瀉)해야 하며 소장병 때에는 비토(脾土)를 눅여 주는 것[潤]을 위주로 해야 한다. 폐와 방광은 서로 통하기 때문에 폐병 때에는 방광의 수기(水氣)를 시원하게 나가게 하는 것이 좋다. 그리고 방광병 때에는 폐기(肺氣)를 서늘하게 하는 것을 위주로 해야 한다. 신(腎)과 삼초(三焦)는 서로 통하기 때문에 신병 때에는 삼초를 조화시키는 것이 좋고, 삼초병 때에는 신을 보하는 것을 위주로 해야 좋다. 이것이 하나의 원칙에 부합시켜 치료하는 묘한 방법이다.[입문]

포인트 크롬의 원혈 요법은 『동의보감』의 「내경」편 '장부상관'에 나오는 양명경(陽明經)은 궐음경(厥陰經)으로 다스리고, 궐음경(厥陰經)은 양명경(陽明經)으로 다스린다는 원리를 적용하여 '위와 심포는 서로 통하기 때문에 위의 소화 장애가 있으면 심포로 위 기능을 활성화시키고, 심포에 이상이 생겨 가슴이 답답할 경우에는 위 경락으로 다스려야 한다'고 보았다. 따라서 포인트 크롬 원혈 요법은 기의 순환 장애로 질병에 걸렸을 때 각각의 경락의 원혈을 취하여 보사(補瀉)를 함으로 질병을 다스리는 원리이다.

---

12) 허준, 『큰글동의보감 내경편4』, 도서출판큰글, 2014.

본 경락을 치료하고자 할 때에는 본 경락의 원혈은 사(瀉)로 하고 상통하는 경락은 보(補)로 한다. 예를 들면 폐경에 이상이 생기면 폐 경락의 원혈인 태연혈에 사(瀉)를 붙이고 상통하는 경락인 방광경의 원혈인 경골혈에 보(補)를 하여 붙이면 된다.

(3) 본 경락의 원혈과 상통하는 경락혈

① **폐경: 태연(6)혈 사(瀉)**
   방광경: 경골(8)혈 보(補)

- 폐경락 관련 병증: 가래, 각혈, 감기, 결핵, 기관지염, 기관지천식, 기침, 발열, 비염, 손바닥 발열, 십이지장염, 옆구리 통증, 오한, 우울증, 인두염, 인후염, 축농증, 편도선염, 폐결핵, 폐기종, 폐렴, 피부가려움증, 피부 알레르기, 호흡곤란, 후두염

② **대장경: 합곡(7)혈 사(瀉)**
   간경: 태충(4)혈 보(補)

- 대장경락 관련 병증: 결장, 경추디스크, 구갈, 눈의 충혈, 대장염, 대장출혈, 발열, 변비, 복부팽만, 복통, 비염, 설사, 소화불량, 소화중추의 장애, 위장병, 인후염, 장 궤양, 장 기능 저하, 장티푸스, 직장 궤양, 직장 낭종, 직장염, 치질, 치핵, 탈항, 피부 알레르기, 피부염, 항문의 가려움, 현기증

③ **위경: 충양**(6)**혈 사**(瀉)
　심포경: 대릉(5)**혈 보**(補)

- 위장경락 관련 병증: 경련성 통증, 만복감, 과산증, 구강 궤양, 구내염, 구토, 급만성
위궤양, 급만성 위염, 두통, 방귀, 변비, 복부염증, 복통, 부종, 설사, 소화불량, 속쓰
림, 숙취, 식도염, 식욕 부진, 신경성거식증, 십이지장염, 위경련, 위궤양, 위산과다,
위산 부족, 위염, 인후통, 장내 가스

④ **비경: 태백**(3)**혈 사**(瀉)
　소장경: 완골(2)**혈 보**(補)

- 비장(췌장)경락 관련 병증: 각종 피부병, 권태감, 당뇨증세, 대변출혈, 마비감, 만성과
민성피부병, 무기력증, 복부팽만, 부종, 불면증, 비만, 사지무력마비증, 설사, 소화불
량, 식욕 부진, 영양장애, 이식증, 자궁출혈, 탈수증, 피로감, 피하출혈

⑤ **심경: 신문**(1)**혈 사**(瀉)
　담경: 구허(5)**혈 보**(補)

- 심장경락 관련 병증: 눈의 충혈, 가슴-어깨 통증, 고혈압, 저혈압, 동맥경화, 두근거
림, 부정맥, 스트레스, 심근경색, 심낭염, 심부전, 심장비대, 심장장애, 심장성천식,
심장판막증, 심혈관기능이상, 자율신경실조증, 잦은 코피, 혈액순환장애, 혈전증, 호
흡곤란, 흉통

⑥ 소장경락: 완골(2)혈 사(瀉)
　비경락: 태계(2)혈 보(補)

- 소장경락 관련 병증: 구토, 류마티스성 관절염, 목-귀-뒷머리 통증, 변비, 설사, 소화
　불량, 십이지장염, 이명, 장궤양, 장과 간의 염증, 장티푸스, 직장궤양, 직장낭종, 직
　장마비, 직장염, 청력감퇴, 피로 허약증세, 회결장염

⑦ 방광경락: 경골(8)혈 사(瀉)
　폐경: 태연(6)혈 보(補)

- 방광경락 관련 병증: 비뇨기 질환, 근종, 급-만성 요로감염, 난소낭종, 넓적다리 오
　금 통증, 눈의 통증, 만성자궁염, 발기불능, 발목이 자주 붓는 증상, 방광염, 불임증,
　생리불순, 소변불통, 어지럼증, 요도염, 요독증, 요통, 월경통, 이명, 자궁경부염, 전립
　선염, 고환염, 정력감퇴, 피로감, 허리 부위의 통증, 호흡곤란, 후두통

⑧ 신경: 태계(2)혈 사(瀉)
　삼초경: 양지(1)혈 보(補)

- 신장경락 관련 병증: 비뇨기 질환, 결석, 구갈증, 다리의 무기력, 발기부전, 부고환
　염, 부종, 불감증, 비염, 설사, 성적 기능 부전, 소변 곤란, 시력 감퇴, 신경쇠약, 신부
　전증, 신우염, 신장 기능 부전증, 신장염증, 신장결석, 신장염, 신장의 배설성 부전
　증, 요독증, 이명, 인후통, 자기면역, 성기능 저하, 현기증, 흉통

⑨ **심포경: 대릉**(5)**혈 사**(瀉)

　　위경: 충양(6)**혈 보**(補)

 - 심포경락 관련 병증: 가슴 두근거림, 심장성 고혈압, 신경과민, 비만, 노이로제, 자율
   신경계통, 고혈압, 동맥경화, 협심증, 심장병, 눈의 충혈, 심근통, 심장성 천식, 대소
   변 장애, 가슴 통증, 변비, 발바닥 열감

⑩ **삼초경: 양지**(1)**혈 사**(瀉)

　　신경: 태계(2)**혈 보**(補)

 - 삼초경락 관련 병증: 관자놀이 부위의 통증, 눈과 귀 주위의 통증, 자율신경 실조
   증, 기관지염, 편두통, 피로, 대소변장애, 식욕 부진, 피부의 부종, 무기력증, 불면
   증, 팔-목-어깨 통증, 두통, 이명, 청력, 악성변비, 생리통, 난청, 관절-근육 류마티즘,
   귀나 뇌의 각종 질환, 편두통, 근육통, 인후염, 식도협착, 위궤양, 원기부족, 우울증

⑪ **담경: 구허**(5)**혈 사**(瀉)

　　심경: 신문(1)**혈 보**(補)

 - 담(쓸개)경락 관련 병증: 담낭염, 어지럼증, 편두통, 늑간 신경통, 빈혈, 담관염, 좌골
   신경통, 만성소화불량, 담결석, 자율신경 실조증, 불면증, 피로감, 근 경련, 정력부족,
   견갑통, 담석증, 모든 관절의 통증, 결석, 담증 이상, 목-머리-가슴-옆구리 통증, 심
   한 피로감

⑫ 간경: 태충⑷혈 사(瀉)

　　대장경: 합곡⑺혈 보(補)

- 간장경락 관련 병증: A형·B형·C형 간염, 뇌전증(간질), 고환염, 구토, 근시, 근육통, 난시, 녹내장, 눈 염증, 눈 장애, 눈 이중초점, 다래끼, 다발성 경화증, 담즙성 간결변증, 두통, 만성 피로, 만성 감기, 맥립종, 무력감, 백내장, 변비, 빈혈, 손발톱의 이상, 시력 감퇴, 신경과민, 안면신경마비, 알콜중독, 어지럼증, 요통, 원시, 월경불순, 이명, 자율신경실조증, 정신병, 지방간, 팔다리의 경련, 피로, 하복부 및 음부의 통증, 현기증, 황달

•포인트 크롬 원혈 요법 부착혈•

경락	원혈 사	원혈 보
수태음폐경	태연(6)	경골(8)
수양명대장경	합곡(7)	태충(4)
족양명위경	충양(6)	대릉(5)
족태음비경	태백(4)	완골(2)
수소음심경	신문(1)	구허(5)
수태양소장경	완골(4)	태백(3)
족태양방광경	견골(8)	태연(6)
족소음신경	태계(2)	양지(1)
수궐음심포경	대릉(5)	충양(6)
수소양삼초경	양지(1)	태계(2)
족소양담경	구허(5)	신문(1)
족궐음간경	태충(4)	합곡(7)

*괄호 안 번호는 포인트 크롬 No임.

❀ 원혈 요법과 기경8맥혈의 신경 지배 영역

❶ 수태음폐경
태연혈 외측 전박피 신경과 요골 신경, 열결혈 요골 신경

❷ 수양명대장경
합곡혈 요골 신경

❸ 족양명위경
충양혈 천비골 신경

❹ 족태음비경
태백혈 천비골 신경, 공손혈 천비골 신경

❺ 수소음심경
신문혈 척골 신경

❻ 수태양소장경
완골혈 척골 신경, 후계혈 척골 신경

❼ 족태양방광경
경골혈 천비골 신경, 신맥혈 천비골 신경

❽ 족소음신경
태계혈 경골 신경, 조해혈 경골 신경

❾ 수궐음심포경
대릉혈 정중 신경과 척골 신경, 내관혈 정중 신경

❿ 수소양삼초경
양지혈 요골 신경과 척골 신경, 외관혈 배측 전박피 신경과 요골 신경

⓫ 족소양담경
구허혈 경골 신경, 임읍혈 경골 신경

⓬ 족궐음간경
태충혈 신비골 신경

⊛ 원혈의 신경 분포도를 알아야 하는 이유

엄지손가락과 검지손가락을 지배하는 신경이 정중 신경이다. 그러나 폐경의 원혈과 대장경의 원혈은 요골 신경이기 때문에 손가락의 감각 이상이나 통증 치료는 경락 유주가 같더라도 신경의 지배 영역이 다르므로 정중 신경이 지배하는 원혈과 유주가 같은 원혈을 찾아 동시에 시술해야 한다.

사례 1. 만성 손목 통증

- **증상**: 50대 후반 여성, 회사원으로 10년 동안 손목 통증으로 고생함. 증상은 요골 경상돌기 주위와 손목 중앙에서 통증을 보임.
- **치료**: 폐경, 대장경, 삼초경, 심포경을 원혈 요법으로 10회 시술 후 완치하였음.

사례 2. 급성 손목 통증

- **증상**: 50대 초반 여성 환자, 주부. 운동 후 손목 중앙에서 통증을 호소하였음.
- **치료**: 심포경과 삼초경 원혈 요법을 시술 후 10여 분 지난 후 통증이 사라짐.

사례 3. 목 디스크로 손가락 이상

- **증상**: 40대 여성 환자, 프리랜서. 목 디스크로 좌측 2지, 3지, 4지 손가락의 통증과 감각 이상을 호소함.
- **치료**: 2지와 3지는 정중 신경이 지배하므로 대장경과 심포경으로 4지는 척골 신경이 지배하므로 삼초경, 심경, 소장경 원혈 요법으로 9회 시술 후 완치하였음.

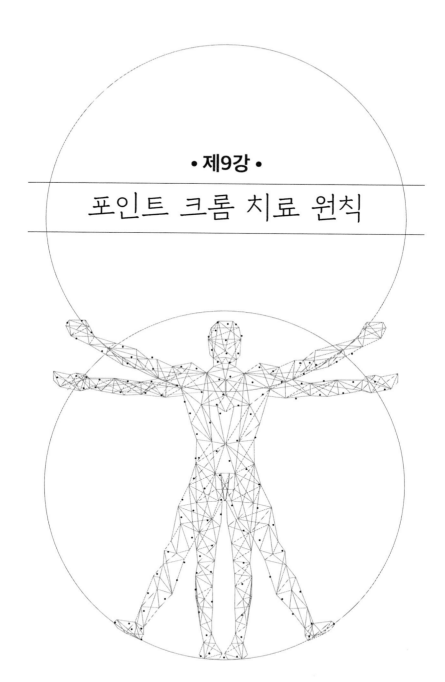

• 제9강 •

포인트 크롬 치료 원칙

1 오유혈 및 오행혈 분석과 포인트 크롬 요법의 관계

1) 오유혈 배열 순서

12경맥의 사지의 슬관절과 주관절 이하에 정(井), 영(滎), 유(兪), 경(經), 합(合)의 5개의 특정한 경혈이 있는데 이를 오유혈이라 한다. 경맥의 유주와 관계없이 사지의 말단에서 주관절(팔꿈치)과 슬관절(무릎) 방향으로 배열되어 있다. 모든 맥기는 소(小)한 곳에서부터 대(大)한 곳으로, 얕은 곳에서부터 깊은 곳으로, 먼 곳에서 가까운 곳으로의 흐름을 표시하고 있다. 이 흐름은 물의 흐름에 비유한 것이다.

인체의 경기(經氣)는 상하의 유주 방향이 있으나, 인체의 맥기(脈氣)는 유주와 관계없이 손끝, 발끝에서 먼저 발생되어 일어나는 것으로 알려져 있다. 이 혈들을 오유혈이라 하는데, 소위 처음 발생하는 곳이 정혈이고, 머무는 곳이 영혈이고, 물을 대서 붓는 곳이 유혈이고, 물이 행하는 곳이 경혈이고, 대해로 들어가는 곳이 합혈이라고 하였다(옛사람들은 경락을 흐르는 물에 비유하였다).

2) 정(井), 영(滎), 유(兪), 경(經), 합(合)의 설명

(1) 정혈

정혈 수족의 선단에 있어 맥기의 출소(出所)이므로, '수류의 원천과 같다'

하여 정이라 한다(소출위정). 정혈은 지하수가 용출하는 것을 비유한 것으로 맥기가 맨 처음 솟아 나온다는 뜻이다. 십이경의 근혈이며, 모두 수족의 조갑측이나 지단에 위치해 있다. 정혈은 만물이 소생하는 동방목의 기운이 있기 때문에 갑자기 처치해야 하는 구급 질환에 사용하며, 모든 급성병에 사혈하여 치료한다.

(2) 영혈(형혈)

영혈은 그다음 부위로서 맥기의 흐름이 '원천이 흐르기 시작하는 것과 같이 미소하다' 하여 영이라 한다(소류위영). 유(留)하는 곳을 영(榮)이라고 하는데 '유한다'는 것은 원활하게 이행하거나 유동한다고 하는 의미이다. 흡사 원천에서 용출한 물이 매우 작은 수류가 되어 흘러가는 것처럼, 이혈의 부위는 맥기가 유출하여, 정혈보다는 맥기가 약간 큰 것을 표시한다. 영혈은 물이 번성해서 천천히 흐르는 상태를 비유한 것으로 경맥의 기가 번성해지는 것을 말한다. 영혈의 위치는 손가락이나 발가락의 근방에 있다. 영혈은 정혈이 경병이나 급성병을 다스리는데 비하여 조금 발전된 것을 다스린다. 여름에는 영혈을 쓰는데 그것은 사기(邪氣)가 심(心)에 있기 때문이다. 하절에 발생하는 질병은 주로 영혈을 다스린다.

(3) 유혈

유혈은 그다음으로 맥기가 주류하는 곳이며, 마치 '미소한 유수가 좀 깊은 곳으로 주입되는 것 같다' 하여 유라 한다. 유혈은 경기가 관주하는 부위를 표시한다. 흡사 수류가 얕은 곳에서 깊은 곳으로 유입하는 것같이 유혈로 향하여 맥기는 깊이 관주하며, 경맥 중의 맥기는 점차적으로 강성해진다. 유혈은 수류가 관주하여 통행하는 곳으로 맥기가 머물고 적셔 주는 역할을 한다. 유혈의 위치는 수관절(손목)이나 족관절(발목) 부근에 있다. 늦은 여름에는 유혈을 쓰는데 그것은 사기가 비(비위)에 있기 때문이다. 장마철에 발생하는 질병은 주로 유혈을 다스린다.

(4) 경혈

경혈은 맥기가 통행하는 곳으로, 유주된 물이 '대강수를 이루어 흐르는 것과 같다' 하여 경과란 뜻이다(소행위경). 경혈은 흡사 물이 원활하게 유랑하는 물줄기와 같으며, 물이 길게 통행하는 곳으로 경맥에서는 맥기가 길게 유주하는 곳을 말한다. 수관절이나 족관절의 손목과 발목 부근에 위치한다. 가을에는 경혈을 쓰는데 그것은 사기가 폐에 있기 때문이다.

(5) 합혈

합혈은 맥기가 합입되는 뜻으로, 천류가 대해에 주합하는 것과 같이 맥기가 장부로 들어가 제경과 회합하는 까닭에 합이라 한다. 합이란 합류한다는 의미이다. 맥기가 깊은 부위에 있다는 것을 표시하며 물이 흘러와 대해에 합하는 형상이다. 주관절(팔꿈치)과 슬관절(무릎)의 부위에 있다. 겨울에는 합혈을 쓰는데 그것은 사기가 신(腎)에 있기 때문이다.

3) 오행자모 보사법과 포인트 크롬 요법

음경맥의 정혈은 을목 음성의 목이고, 양경맥의 정혈은 경금 양성의 금이다. 따라서 양경맥의 정혈은 강성의 경금이고, 음경맥의 정혈은 유성의 목임으로 경금남의 목이 을목녀를 취하여 부부가 된 것이다. 이렇게 하여 음양의 조화를 이루고 있다. 이하 형, 유, 경, 합의 관계도 마찬가지로 적용해 보면 음경맥의 형혈은 유성인 정화로 부(婦), 양경맥의 형혈은 강성인 임수로 부(夫), 음경맥의 유혈은 유성의 기토로 부(婦), 양경맥의 유혈은 강성의 갑목으로 부(夫), 음경맥의 경혈은 유성의 신금으로 부(婦), 양경맥의 경혈은 강성인 병화로 부(夫), 음경맥의 합혈은 유성의 계수로 부(婦), 양경맥의 합혈은 강성의 무토로 부(夫)가 된다.

이와 같이 양경맥의 정, 형, 유, 경, 합의 오유혈과 음경맥의 정, 형, 유, 경, 합의 오유혈은 부부관계를 이루어서 오장, 육부 음경맥과 양경맥의 음양조화를 이루고 있다. 이 원리를 응용한 오행자모 보사법에 따른 치료법이 포인트 크롬 요법이다. 포인트 크롬 요법은 이러한 원칙을 토대로 하고 있다.

4) 음경의 오행혈 배열 순서와 포인트 크롬의 관계

(1) **경맥**: 을정목, 정형화, 기유토, 신경금, 계합수

(2) **수태음폐경**(신체 경락, 포인트 크롬 No.6): 소상, 어제, 태연, 경거, 척택

(3) **수궐음심포경**(지성 경락, 포인트 크롬 No.5): 중충, 노궁, 태릉(대릉), 간사, 곡택

(4) **수소음심경**(감성 경락, 포인트 크롬 No.1): 소충, 소부, 신문, 영도, 음소해

(5) **족태음비경**(신체 경락, 포인트 크롬 No.3): 은백, 대도, 태백, 상구, 음릉천

(6) **족소음신경**(감성 경락, 포인트 크롬 No.2): 용천, 연곡, 태계, 부류(복류), 음곡

(7) **족궐음간경**(지성 경락, 포인트 크롬 No.4): 대돈, 행간, 태충, 중봉, 곡천

5) 양경의 오수혈의 분석과 포인트 크롬과의 관계

(1) **경맥**: 경정금, 임형수, 갑유목, 병경화, 무합토

(2) **수양명대장경**(신체 경락, 포인트 크롬 No.7): 상양, 이간, 삼간, 양계, 곡지

(3) **수소양삼초경**(지성 경락, 포인트 크롬 No.1): 관충, 액문, 중저, 지구, 천정

(4) **수태양소장경**(감성 경락, 포인트 크롬 No.2): 소택, 전곡, 후계, 양곡, 양소해

(5) **족양명위경**(신체 경락, 포인트 크롬 No.6): 여태, 내정, 함곡, 해계, 족삼리

(6) 족소양담경(지성 경락, 포인트 크롬 No.5): 규음, 협계, 임읍, 양보, 양릉천

(7) 족태양방광경(감성 경락, 포인트 크롬 No.8): 지음, 통곡, 경골, 곤륜, 위중

6) 오행 배열 포인트 크롬 요법

오행이라는 것은 목, 화, 토, 금, 수의 다섯 가지를 말하는바 중요한 것은 상생과 상극이다. 상생은 사물과 현상에서 상호 의존 자생하는 것으로서 화생토, 토생금, 금생수, 수생목, 목생화의 다섯 가지 관계로 구성되어 있다. 상생은 모자의 관계를 이루고 있다.

예를 들면 화생토에서 토에 대하여 화는 나를 낳은 자, 즉 어머니(母)이고, 화에 대하여 토는 내가 낳은 자, 즉 아들(子)이다. 또 금을 예를 들면 토생금으로 토는 금의 어머니이고, 금생수로서 수는 금의 아들이다.

상극은 제약, 억제하는 것으로써 화극금, 금극목, 목극토, 토극수, 수극화의 다섯 가지로 구성되어 있다. 즉, 제약을 받는 것인바 목에서 예를 들면 금극목으로 목은 금으로부터 제약을 받는다. 또 목극토로서 토는 목으로부터 제약을 받는다.

오행과 포인트 크롬과의 상관관계를 살펴보면 동양의학에서는 생체의 5장 6부를 음양오행에 결부시켜 그 생리 및 병리 현상을 고찰하였다. 몇 가지를 예를 들면 다음과 같다.

동양의학에서의 적용을 보면 허하면 그 어머니를 보하고, 실하면 그 아들을 사한다는 원칙으로서 목, 즉 간이 허하여 병변이 생기면 수생목으로써 목의 어머니(모), 즉 목을 낳은 생아자로서 수를 보하고, 실하여 병변이 생겼을 때는 목생화로써 목이 낳은 아들(자), 즉 아생자인 화를 사하여서 각각 편승, 편쇠를 고르게 하였다.

7) 오유혈 및 음양의 배합과 포인트 크롬과의 관계(오수음양배합)

음경은 정, 영, 유, 경, 합혈에 대해서 목, 화, 토, 금, 수를, 양경은 정, 영, 유, 경, 합혈에 대해서 금, 수, 목, 화, 토를 배당시켰다.

8) 자경(본경) 및 보사와 포인트 크롬과의 관계

(1) 육장(六臟)의 허증

① 폐허증

수태음폐경(신체 경락, 포인트 크롬 No.6)일 때는 폐는 음장에 속하기 때문에 자경에서 폐경의 토혈인 태연혈을 보(N)하고, 화혈인 어제혈은 사(S)한다.

② 임상 예

환자가 땀과 기침이 많이 나며, 맥도 약하고, 숨쉬기가 곤란하면 폐병으로 정기가 부족한 폐허증이다.

(2) 육장의 실증

① 폐실증

수태음폐경(신체 경락, 포인트 크롬 No.6)일 때는 폐는 음장에 속하기 때문에 자경에서 합혈인 척택혈을 사(S)하고, 영혈인 어제혈은 보(N)한다.

② 임상 예

기침, 흉만, 천식, 인후염 등의 증상이 있으면 폐실증으로 본다.

(3) 육부(六腑)의 허증

① 위허증

족양명위경(신체 경락, 포인트 크롬 No.6)일 때는 양장에 속하기 때문에 자경의 경혈인 해계혈을 보(N)하고, 유혈인 함곡혈을 사(S)한다.

② 임상 예

위가 허하여 설사가 나고, 음식이 소화되지 않고, 복통이 때때로 있는 것은 위허증으로 본다.

(4) 육부의 실증

① 위실증

족양명위경(신체 경락, 포인트 크롬 No.6)일 때는 양부에 속하기 때문에 자경의 정혈인 여태혈을 사(S)하고, 유혈인 함곡혈을 보(N)한다.

② 임상 예

위에 음식이 쌓여 있어 복부가 팽만되고 동통이 있으면서 대변이 잘 통하지 않는 것은 위실증으로 본다.

2 포인트 크롬 요법 치료 원칙 및 보사법

1) 상합, 교상합, 복합치료

(1) 상합 원칙

오장(육장)과 육부를 대립시킨다.

수태음폐경	↔	수양명대장경
족태음신경	↔	족양명위경
수소음심경	↔	수태양소장경
족소음신경	↔	족태양방광경
수궐음심포경	↔	수소양삼초경
족궐음간경	↔	족소양담경

이 경우는 부부 관계에 비유할 수 있다. 특정 경락에 이상 증상이 나타날 경우에는 시소처럼 한쪽이 실증이면 반대쪽은 허증으로 나타나는 경우가 많다.

(2) 교상합 원칙

수태음폐경 ↔ 족양명위경
족태음비경 ↔ 수양명대장경
수소음심경 ↔ 족태양방광경
족소음신경 ↔ 수태양소장경
수궐음심포경 ↔ 족소양담경
족궐음간경 ↔ 수소양삼초경

이 경우는 한쪽 경락이 이상이 생겼을 때에 다른 경락으로도 치료를 할 수 있으나 교상합의 원칙으로도 치료할 수 있음을 의미한다.

(3) 복합 치료

상합, 교상합 및 원혈과 기경팔맥혈의 원칙에 따라 치료한다.

① 6기의 성질에 따른 치료 원칙

수태음폐경 ↔ 족태음비경
수양명대장경 ↔ 족양명위경
수소음심경 ↔ 족소음신경
수태양소장경 ↔ 족태양방광경
수궐음심포경 ↔ 족궐음간경
수소양삼초경 ↔ 족소양담경

이 경우는 형제, 혹은 자매 관계로 한쪽 경락에 이상이 생기면 상대되는 경락으로 치료할 수 있다.

② 장부 상통의 원칙

수태음폐경 ↔ 족태양방광경

수양명대장경 ↔ 족궐음간경

족양명위경 ↔ 수궐음심포경

족태음비경 ↔ 수태양소장경

수소음심경 ↔ 족소양담경

족소음신경 ↔ 수소양삼초경

이 경우는 한쪽 경락이 이상이 생기면 상대되는 경락도 이상이 생길 수 있다.

2) 상극 관계에 따른 경락의 실증과 허증

- 족궐음간경이 실증이면 족태음비경은 허증이 되고, 족양명위경은 실증이 된다.
- 족소양담경이 실증이면 족양명위경은 허증이 되고, 족태음비경은 실증이 된다.
- 수소음심경과 수궐음심포경이 실증이면 수태음폐경은 허증이 되고, 수양명대장경은 실증이 된다.
- 수태양소장경과 수소양삼초경이 실증이면 수양명대장경은 허증이 되고, 수태음폐경은 실증이 된다.
- 족태음비경이 실증이면 족소음신경은 허증이 되고, 족태양방광경은 실증이 된다.

- 족양명위경이 실증이면 족태양방광경은 허증이 되고, 족소음신경은
  실증이 된다.
- 수태음폐경이 실증이면 족궐음간경은 허증이 되고, 족소양담경은 실
  증이 된다.
- 수양명대장경이 실증이면 족소양담경은 허증이 되고, 족궐음간경은
  실증이 된다.
- 족소음신경이 실증이면 수소음심경과 수궐음심포경은 허증이 되고,
  수태양소장경과 수소양삼초경은 실증이 된다.
- 족태양방광경이 실증이면 수태양소장경과 수소양삼초경은 허증이
  되고, 수소음심경과 수궐음심포경은 실증이 된다.

상극관계에서는 이 원칙이 적용되지만 화(수소음심경, 수궐음심포경, 수태양소장경, 수소양
삼초경) **경락만은 이 원칙에서 벗어나 음경이 실증이면 양경도 실증이고, 음경이 허증이
면 양경도 허증이 된다.**

3 포인트 크롬 진단법

현대 의학에서는 병을 분류하여 병명을 붙인다. 하지만 포인트 크롬 요법은 몸에 나타난 증상을 보고 음병인지 양병인지를 구분한 후, 해당 경락을 시술한다. 급성병일 경우 하루나 이틀이면, 만성병일지라도 약 2주일이면 효과를 볼 수 있다. 만약 포인트 크롬 요법을 시술을 하였어도 효과가 없을 때에는 병증과 경락을 잘못 선택한 것이므로 다시 정확히 판단한 뒤 시술해야 한다.

병증을 구분하는 방법은 한의학의 사진법과 팔강법, 서양의학 중 자율신경(교감신경. 부교감신경)과 백혈구의 관계를 고려하여 포인트 크롬 진단법을 사용한다. 가장 중요한 것은 증상에 따른 병증을 바르게 진단하는 것이다. 따라서 다방면에서 여러 가지를 고려하여 판단해야 한다.

1) 사진법

사진법은 망(望), 문(問), 문(聞), 절(切). 환자가 허증인지, 실증인지, 허실 중간 증인지 판단하기 위해 한의학의 사진, 즉 망진(望診), 문진(問診), 문진(聞診), 절진(切診)을 실시한 후 그 결과를 모아 환자의 증(症)을 정하는 것이다. 다음은 포인트 크롬 요법에서 가장 기본이 되는 '증(症)'을 정하기 위한 사진법에 대해 살펴보면 다음과 같다.

(1) 망진(望診, 눈으로 보고 판단한다)

망진은 눈으로 본 환자의 겉모습으로 증(症)을 판단하는 것이다. 체격,

골격, 얼굴 생김, 혈색, 혀와 손톱의 색, 부종의 유무 등을 보고 증을 정하는 것이다.

(2) 문진(聞診, 귀로 듣고 판단한다)

문진은 환자의 목소리나 기침소리, 천명, 위내정수, 배에서 나는 소리 등을 듣고 증을 정하는 것이다.

(3) 문진(問診, 환자에게 물어서 진단한다)

문진이란 묻는 것. 즉 환자에게 자각 증상을 질문하여 열과 한기, 땀, 식욕, 목마름, 오심, 구토, 어지러움, 귀 울음, 지각 이상, 심계 항진, 아픔, 출혈, 어깨 결림, 월경 이상, 대소변의 이상 유무를 확인하여 증을 정하는 것이다.

(4) 절진(切診,[13] 손을 직접 환자에게 접촉하여 진찰한다)

시술자가 직접 손으로 환자의 손과 배를 만져 보고 진단하는 것을 절진이라 한다. 절진에는 맥을 짚어 보는 맥진과 복부에 손을 대어 진찰하는 복진이 있다. 맥진은 맥을 진단하여 음양, 허실, 기혈 등 병의 상태를 파악하는 것이다. 복진은 가슴이나 배, 손발을 눌러 보아 긴장도나 저항, 압통, 통증의 유무, 복음 등을 참고하여 음양의 증을 정하고, 경락 선택의 기준을 삼기 위해 실시한다.

포인트 크롬 요법에서는 사진법을 통해 여러 각도에서 세부적으로 몸의 상태를 진단하여, 음양, 허실의 증을 정한 다음, 각각의 증에 맞는 경락을 선택하여 시술한다.

---

13) '절'은 접촉한다는 뜻으로 진맥·복진(腹診)·배진(背診)·절경(切經: 경락의 절진) 등이 포함된다.

2) 팔강법

음과 양, 허와 실, 표와 리, 한(寒)과 열(熱)의 증(症)에서 진단한다. 음양은 체력, 병세 등의 상태를 통해 진단하는 것이다. 특히 급성병인 경우에는 상한론(傷寒論)[14]에 의해 한열을 중점적으로 치료한다. 한열의 '한'은 몸의 신진대사가 나빠 안색이 창백하고 손발이 차가운 상태를 말한다. '열'은 열이 나서 얼굴이 붉어지고 온몸에 충혈과 염증이 따르는 상태다. 그래서 음양, 한열은 다음과 같은 상태를 통해 구별하고 진단을 내린다.

- 음: 병의 세력이 약하다. 몸에 활기가 없고 손발이 자주 차갑다(한성).
- 양: 병의 세력이 강하다. 발열, 염증, 충혈 등이 나타난다(열성).

(1) 허실의 증에서 진단

만성병이나 난치병인 경우에는 음양이 아니라 한열, 허실을 위주로 치료한다. 동양 의학에서는 몸의 변화와 상태를 '허'와 '실'의 두 체질로 구별하여 진단한다. 허실은 몸속의 사독(병을 일으키는 나쁜 기운)이 원인이 되어 생긴다.

① 허실을 판단하는 방법

허실을 구별하는 방법은 체형, 상태, 병의 부위, 증상 등으로 판단할 수 있기 때문에 포인트 크롬 요법의 중요한 기준이 된다.

---

14) 《금궤요략(金匱要略)》과 함께 한방(韓方)의 쌍벽을 이루며, 한의학의 중요한 원천이다. 한의학을 상한론의 학이라고 일컬을 정도이며 그 연구서목만도 500종을 넘는다고 한다. 중국의학에서 약물요법의 대성자라고 지목되는 후한(後漢)의 장중경(張仲景)이 저술한 것이라 전하며, 원래는 《상한잡병론(傷寒雜病論)》이란 이름으로, 급성열성전염병과 그 밖의 질환에 대한 치료법을 나타낸 것이었다. 3세기 말에 진(晉)의 왕숙화(王叔和)가 이것을 상한(傷寒)과 잡병으로 나누어 하나는 《상한론》, 또 하나는 《금궤요략》이라 개정(改訂)하였다 한다. 이 책은 수(隋)·당(唐)의 의서에도 인용되고 있으나, 중요시하게 된 것은 북송(北宋) 이후의 일이다. 송나라 초기에는 국가에서 직접 개정출판하여 총 10권 22편으로 된 이른바 송본(宋本) 상한론이 나왔는데 모두 397조로 기재되고 처방수(處方數)는 중복된 것을 제외하고도 112종에 이른다. 그러나 이 송대의 실본(實本)은 전하지 않으며 현존하는 것은 후세의 번각본(飜刻本)이다. 상한이란 외감(外感)을 원인으로 하는 병의 총칭이며 책의 내용은 이들 각종 병증(病症)에 대하여 경험상 알려진 약재의 처방법을 지시한 것으로 어디까지나 실용 위주의 문헌이라 할 수 있다. (출처 네이버 지식백과)

체형을 보고 판단하는 방법은 체격이 좋고 체력이 있는 체질은 실, 여위고 허약한 체질은 허로 판단한다. 상태를 보고 판단할 때는 근육 결림과 압통, 아픔의 유무로 판단한다. 일례를 들면 변비인 경우에는 실, 설사를 하는 경우에는 허로 진단한다. 이렇게 몸의 체형, 상태, 통증의 유무를 통해 허증과 실증으로 구분한 뒤, 각각에 알맞은 경락을 선택하여 시술한다.

다음은 병위(병이 생긴 부위)를 진단할 때 사용하는 표리와 내외에 대한 설명이다. '표'는 몸의 표면, 피부, 피하조직, 피하 얕은 부분의 혈관, 근육, 머리, 팔, 다리 등을 가리킨다. '이'는 표의 내부를 말하는데, 가슴, 배를 포함한다. '내'는 소화기관의 바깥쪽, 피하, 깊은 부분의 혈관, 근육, 골수를 포함한다. '외'는 내의 바깥쪽을 말한다. 서로 중복되는 부분은 '반표반리'라고 한다.

(2) 반표반리(半表半裏)

식도, 위, 기관지, 폐, 늑막, 심장, 간장, 비장을 포함한다. 표리, 내외, 반표반리는 이렇게 분류되고 있으며, '표'로 나타나는 증상을 표증, '이'로 나타나는 증상을 이증, '반표반리'로 나타나는 증상을 반표반리증으로 판단하여 처방한다.

▶ **표증의 일반적인 증상**: 두통, 경부, 등의 결림, 사지와 관절의 아픔, 오한, 발한, 발열

▶ **이증의 일반적인 증상**: 구갈, 복부 팽만, 복통, 설사, 변비, 배뇨 이상

▶ **반표반리증의 일반적인 증상**: 현기증, 목이 마름, 기침, 가슴이 답답함, 가슴이 아픔, 심하부가 결림, 심하부에서 옆구리에 걸쳐 당기듯이 아프고 누르면 통증이 있음, 구토, 식욕 부진, 마음속의 심각한 고민, 불면, 발열과 오한의 반복

이 같은 여러 가지 증상이 있으므로 한 가지 증상만으로 증을 결정하는 것은 무리다. 즉, 여러 가지를 고려해서 판단해야 한다.

3) 상초, 중초, 하초의 증으로 진단

인간의 몸은 상, 중, 하의 셋으로 나눌 수 있는데, 그것을 상초, 중초, 하초의 3초로 구분하여 병의 위치를 정확히 밝히는 진단법으로 광의와 협의의 범위가 있다.

(1) 광의
① **상초:** 횡격막 제일 위에서 머리까지
② **중초:** 횡격막 제일 위에서 치골까지
③ **하초:** 배꼽에서 아래로 발끝까지

(2) 협의
① **상초:** 횡격막 제일 위에서 어깨까지
② **중초:** 횡격막에서 배꼽까지
③ **하초:** 배꼽보다 아래, 치골까지를 각각 말함

광의, 협의의 범위에서 서로 중복되는 부분이 있는데 무엇을 선택하느냐는 시술자의 판단에 따라서 달라질 수 있다. 마찬가지로 포인트 크롬 요법도 음, 양, 허, 실, 한, 열, 표, 리, 상, 중, 하로 구분하여 진단한다.

4) 자율신경과 백혈구

서양의학은 18세기에 들어와 비로소 체내에 조절 기능계가 있다는 사실을 인식하게 되었다. 20세기 초에 랭글리(Langley, 영국의 생리학자, 1852~1925)는 길항작용을 하는 신경계에 대한 체계를 정립하였다. 즉, 교감신경계와 부교감

신경계가 서로 길항 작용을 함으로써 장기의 기능과 물질 대사를 조절, 생명 활동에 필요한 항상성을 유지하게 된다는 이론 체계를 정립하였다.

에핑거(Eppinger)와 헤스(Hess)는 교감신경 긴장형과 부교감신경 긴장형 또는 미주신경 긴장형으로 체질을 구분하여 자율신경을 분류하였다. 자율신경은 한의학의 팔강변증으로 구분하면 교감신경은 양증에, 부교감신경은 음증에 해당한다.

자율신경 중 부교감신경이 항상 흥분해 있는 맥을 짚으면 오른쪽 맥의 가운데 맥이 일반적으로 강하게 뛰고(우측 관맥 실증), 자율신경 중 교감신경이 흥분되어 있으면 왼쪽 맥의 끝 맥이 일반적으로 강하게 뛰는 경향이 있다(좌측 척맥 실증).

(1) 교감신경

교감신경은 격투(fight), 공포(fright), 도주(flight)와 같은 응급 혹은 긴장성 상황에서 활성화된다. 이런 긴장성 상황은 심박수와 혈당 농도를 증가시키고 혈압을 상승시킨다. 반대로 부교감신경의 활성은 장기들에 대한 체내의 재원을 보존하고 복구하는 데 관여하며 심장박동수를 감소시키고 음식의 소화와 흡수를 활발하게 해 준다.

교감신경은 부교감신경과는 길항작용의 관계에 있어 교감신경이 흥분하면 맥박 증가, 혈압 상승, 소화 억제 등 몸이 위험한 상황에 대처할 수 있는 긴장된 상태가 된다. 이러한 반응을 싸움-도주 반응(Flight-or-Fight Response)라 한다.

흉수(흉추, 등뼈) 위에서 나오는 경부 교감신경은 경부와 뇌의 혈관에 분포하며 안구돌출, 타액 분비에 관여한다. 또한 제1~4 흉수(흉추, 등뼈)에서 나오는 교감신경은 심장에 분포하여 맥박 증가, 혈압 상승, 관상동맥 확장 등을 일으키며 제5 흉수(흉추, 등뼈)와 제1 요수(요추, 허리뼈)로부터 나오는 내장 교감신경은 흉부 내장의 혈관을 수축시켜 위장에서의 소화운동과 소화 효소분비를 억제한다. 제1~4 요수(요추, 허리뼈)에서 나오는 교감신경은 결장(대장의 한 부분), 방광의 민무늬근 이완, 괄약근 수축, 혈관 수축 등을 일으킨다. 제3 흉수(흉추, 등뼈)와 제4 요수(요추, 허리뼈)로부터 나오는 것은 피부 혈관의 수축, 입모근의 수축, 땀 분비 촉진 등을 일으켜 갑상선, 부신수질, 췌장(이자) 등의 분비에 관여한다.

(2) 부교감신경

부교감신경은 교감신경과 길항작용의 관계에 있다. 부교감 신경이 흥분하면 맥박 감소, 혈압 감소, 소화 촉진 등 몸이 편안한 상태가 된다.

(3) 내장신경

내장신경은 장뇌(gut brain or minibrain)라고도 하며 이는 식도로부터 곧창자(rectum)까지 뻗어 있는 내재성 신경세포의 연결망이다. 특이한 점은 해부학적 또는 생화학적으로 독립적이다. 이 계통이 온전하면 교감신경 및 부교감신경의 신경 지배가 완전히 소실되더라도 위장관이 자동적으로 기능을 할 수 있다.

자율신경의 통제를 받는 백혈구는 매크로퍼지 형태지만 거기에서 진화하여 세균을 처리하는 과립구(호중구, 호산구, 호염구), 면역을 담당하는 림프구(B세포, T세포)가 탄생했다. 자율신경의 균형이 깨지면 모든 질병의 발생과 치유 과정에 관련이 있는 백혈구도 제 역할을 하지 못한다.

예를 들어 강한 스트레스를 받거나 지나치게 일을 하면 교감신경이 흥분하여 과립구 증가 상태가 되면서 조직 파괴에 의한 질병이 발생한다.

한편 아드레날린, 노르아드레날린, 도파민은 신경전달 물질로 교감신경을 자극하는 호르몬이다. 이러한 신경전달 물질은 흥분을 만들어내기 때문에 기운이 솟고, 양이 증가할수록 지각이 둔화되는 현상이 나타난다. 신경전달 물질이 과도하게 분비되면 혈관 수축, 혈압 상승, 심박수 증가 등 흥분 상태가 지속된다.

이러한 사실을 좀 더 구체적으로 살펴보면, 스테로이드처럼 콜레스테롤 골격을 가진 물질은 조직에 침착하여 과산화지질(지방지질과 활성산소와의 결합)로 변하면서 과립구를 자극하여 교감신경 긴장상태를 초래한다. 이 경우 교감신경의 긴장과 동반하여 혈관이 막히면서 추위를 느끼게 된다. 즉, 과산화지질(활성산소와 지질의 결합)로 인해 혈류가 막히기 때문에 말초 부위에 냉감을 느끼는 것이다.

또한 교감신경이 오랫동안 긴장을 하게 되면 혈압이 상승해 고혈압 치료가 시작되며, 맥박이 빨라져 불안해하면 항불안제를 투여하게 된다. 항불안 제제를 투여하면 당 대사가 촉진되어 당뇨병에 걸리게 되고, 결국 당뇨병을 치료하는 약이 투여된다. 결과 혈류는 더욱 나빠지고 몸 안의 관절이 파괴되어 요통과 무릎 통증이 오면 진통제가 처방된다. 이러한 악순환이 반복되면 치조농, 위궤양, 십이지장궤양, 궤양성대장염, 크론병, 치질 등 다양한 질병에 걸린다. 질병에 시달리다 보면 스트레스로 조직이 파괴되고 급성 췌장염, 급성 신장염, 돌발성 난청 등이 걸릴 수 있다.

자율신경의 불균형은 난치병인 교원병[15]조차도 이 이론으로 구조를 설명할 수 있다. 교원병 증상은 아주 다양하다. 지금까지 알려진 것만도 50가지 이상이다. 만성관절 류머티즘[16], 전신성홍반성낭창, 갑상선기능항진증, 베체트증후군, 자반병, 자기면역성 간염 등 다양하다. 이는 스트레스 때문에 면역력이 떨어지고 내재성 바이러스가 활성화하면서 조직 파괴가 일어나 생기는 병이다. 조직이 파괴되기 시작하면 그것을 회복시키기 위해 혈류가 밀려들면서 염증이 발생하여 신체의 상태가 나빠진다.

실제로는 스트레스 때문에 조직 재생이 지나치게 활성화하여 활성산소를 발생시키는 과립구가 증가하는 것이니 암 발생의 도화선을 제공하는

---

15) 병리조직학적으로 혈관의 결합조직에 팽화(膨化)나 괴사(壞死) 따위의 변화가 발견되는 모든 질환을 일괄하여, 그들의 상호관련을 보기 위해 1942년 미국의 P.클렘페러 등에 의해서 제출된 집약개념(集約槪念). (출처 네이버 지식백과)

16) 뼈, 관절, 근육 따위가 단단하게 굳거나 아프며 운동하기가 곤란한 증상을 보이는 병을 통틀어 이르는 말.

존재는 바로 자기 자신이다.

이러한 상태일 때 수소양삼초경 승격(액문 보, 천정 사)으로 시술하게 되면 자율신경 중 부교감신경을 자극하여 과립구의 증가를 조절할 수 있다. 반대로 마음이 안정되어 있거나 지나치게 휴식을 취하면 부교감신경이 긴장 상태가 된다. 그러면 림프구가 증가하면서 알레르기성 질환에 걸릴 수도 있다.

부교감신경을 자극하는 물질은 아세틸콜린, 프로스타글란딘, 히스타민, 세로토닌, 로이코트리엔 등이다. 이 물질들은 혈관을 확장시켜 발적을 만들고, 통증과 열을 일으킨다. 부교감신경이 적당히 활성화되었을 때는 안정을 느끼고 시야가 확장되어 통증에도 민감해지지만, 과잉반응을 일으키면 열이 나고 통증을 느끼고 발적이 생겨 몹시 고통스럽다. 이런 상태가 지나치면 혈압이 떨어져 쇼크를 일으키는데 이것이 아나필락시스 쇼크이다.

림프구는 부교감신경의 지배를 받는다. 림프구의 지나친 증가는 아토피성 피부염, 기관지천식, 알레르기성 비염, 화분증 등 다양한 알레르기 질환을 일으킨다. 알레르기성 질환은 유해 물질에 대해서도 반응한다. 유아기의 아토피 증상은 염소, 잔류 농약, 배기가스의 미립자를 내보내기 위해 나타나는 경우도 있다. 예를 들어 염소가 짙은 수돗물로 목욕을 하거나 실내 수영장에서 수영을 했을 때 알레르기 반응을 일으킬 수 있다. 야채나 과일에 남아 있는 잔류 농약도 알레르기의 원인이 될 수 있다.

금속은 녹이 슬게 하는 힘으로 산소를 빼앗기 때문에 모든 금속은 알레르기를 일으킬 가능성을 가지고 있다. 알루미늄 중독, 납 중독, 수은 중독 등은 모두 알레르기 증상의 한 예다. 림프구가 많은 체질인 경우, 감기 외의 다른 경우에도 과잉 반응을 일으킨다. 벌레에 물렸을 때나 옻을 잘 타는 것은 림프구가 많은 사람에게서 일어나는 현상이다. 아나필락시스(알레르기의 한 가지. 항원 접종으로 체질이 변하고, 다시 이 항원을 주사하면 심한 쇼크 증상을 일으키는 현상)를 일으키는 약물, 예를 들면 페니실린 같은 항생물질이나 아스피린 등에 과잉반응을 보이는 사람도 림프구가 많은 체질이다.

알레르기 질환뿐 아니라 외부 자극에 과잉반응을 보이는 것도 림프구가 많기 때문이다. 따라서 이런 증상을 단순히 '알레르기 체질'이라고 보아서는 문제 해결에 도움이 되지 않는다. 이 경우, 수소양삼초경의 정격(양지보, 액문 사)으로 시술하면 교감신경이 활성화되고, 부교감신경은 억제되어 림프구의 증가를 막을 수 있다.

5) 교감신경(수소양삼초경 정격)과 부교감신경(수소양삼초경 승격)의 비교

(1) 교감 신경은 동공의 팽창. 부교감 신경은 동공의 수축에 관여한다.

(2) 교감 신경은 침샘의 점액 및 효소 분비를 돕고, 부교감 신경은 침샘에서 물 분비를 촉진한다.

(3) 교감 신경은 심장의 수축력 및 맥박 증가에, 부교감 신경은 심장의 맥박 감소에 관여한다.

(4) 교감 신경은 세동맥의 수축 및 확장에 관여한다.

(5) 교감 신경은 폐의 세기관지 확장에, 부교감 신경은 세기관지 수축에 관여한다.

(6) 교감 신경은 소화관의 운동성, 소화효소 분비 감소에, 부교감 신경은 운동성, 소화효소 분비 증가에 관여한다.

(7) 교감 신경은 소화효소, 인슐린 분비 억제에 부교감 신경은 소화효소, 촉진, 인슐린 분비 촉진에 관여한다.

(8) 교감 신경은 부신 수질의 카테콜아민(스트레스호르몬) 분비에 관여한다.

(9) 교감 신경은 신장의 레닌 분비 증가에 관여한다.

(10) 교감 신경은 방광의 소변 방출 억제에, 부교감 신경은 소변 방출 촉진에 관여한다.

(11) 교감 신경은 지방 분해에 관여한다.

(12) 교감 신경은 땀샘의 땀 분비 촉진에 관여한다.

(13) 교감 신경은 생식기의 사정 촉진에, 부교감 신경은 발기 촉진에 관여한다.

(14) 교감 신경은 림프 조직을 억제한다.

4 포인트 크롬 치료 세트 설명

    포인트 크롬 치료 세트는 NS를 구분하는 탐지봉과 8개의 색자기 및 스티커로 구성되어 있다. 8개의 색자기는 빨강, 자주, 노랑, 파랑, 보라, 미색, 흰색, 검은색으로 편의상 순서에 따라 1~8번까지 번호를 붙였다.

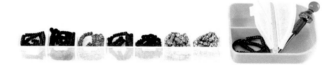

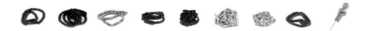

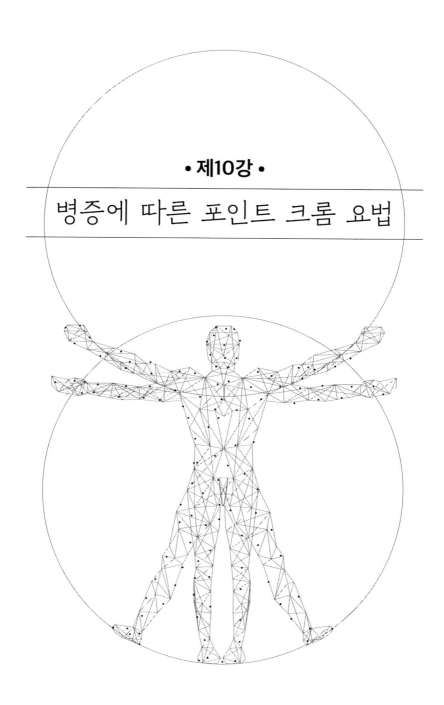

• 제10강 •
병증에 따른 포인트 크롬 요법

1 병증과 체표의 반응에 따른 포인트 크롬 원혈 요법

1) ㄱ

(1) 가슴이 아프고 답답하다

⇨ 수궐음심포경사 족양명위경보(양젖꼭지 중간), 수소음심경사 족소양담경보

(2) 갈비뼈 밑 명치 부근이 아프다

⇨ 수소음심경사 족소양담경보, 족양명위경사 수궐음심포경보

(3) 구내염

⇨ 족양명위경사 수궐음심포경보, 수태양소장경사 족태음비경보, 수소양삼초경사 족소음신경보

(4) 귓바퀴가 가렵고 열이 나며 피부에 무엇이 돋는다

⇨ 족소양담경사 수소음심경보

(5) 귓바퀴 옆이 가렵고 긁으면 무엇이 돋는다

⇨ 족궐음간경사 수양명대장경보

(6) 글씨가 흐려진다(초점이 흐려질 때)

⇨ 수궐음심포경사(심장의 열증) 족양 명위경보, 수양명대장경사 족궐음간경보

2) ㄴ

(1) 눈꺼풀에 경련이 난다

⇨ 수태음폐경사 족태양방광경보, 수궐음심포경사 족양명위경보

(2) 눈에서 열이 나고 빠질 듯이 아프다. 또는 공연히 눈물이 흐른다. 시력이 떨어지고 눈이 침침하다

⇨ 족태양방광경사 수태음폐경보, 족궐음간경사 수양명대장경보 족양명위경사 수궐음심포경보

3) ㄷ

(1) 등뼈(중앙)를 따라 허리가 아프다

⇨ 수소양삼초경사 족소음신경보, 족태양방광경사 수태음폐경보

4) ㅁ

(1) 말을 할 때 입 안이 마르고 피곤하다

⇨ 수소음심경사 족소양담경보, 족궐음간경사 수양명대장경보

(2) 무기력하고 일에 의욕이 없고 우울해진다

⇨ 수궐음심포경사 족양명위경보, 족궐음간경사 수양명대장경보

(3) 무릎이 아프다

⇨ 족태음비경사 수소양삼초경보, 족소양담경사 수소음심경보, 족양명위경사 수궐음
심포경보, 족궐음간경사 수양명대장경보

(4) 목 옆쪽이 아프다

⇨ 수태음폐경사 족태양방광경보, 족소음신경사 수소양삼초경보, 수태양소장경사 족
태음비경보, 수소양삼초경사 족소음신경보

(5) 목을 옆으로 돌리면 아프며 뒷목과 어깨가 뻐근하다

⇨ 수태음폐경사 족태양방광경보, 족소양담경사 수소음심경보, 족태양방광경사 수태
음폐경보, 수양명대장경사 족궐음간경보

(6) 목 중앙이 아프다

⇨ 수태음폐경사 족태양방광경보

5) ㅂ

(1) 발바닥이 아프다

⇨ 족소음신경사 수소양삼초경보

(2) 배가 아프다

⇨ 족소양담경사 수소음심경보, 족태음비경사 수태양소장경보, 족궐음간경사 수양명
대장경보, 족양명위경사 수궐음심포경보, 족소음신경사 수소양삼초경보, 수양명
대장경사 족궐음간경보

6) ㅅ

(1) 상두통(머리 꼭대기를 눌렀을 때 통증)**과 머리카락이 빠질 듯이 아프다**

　⇨ 족태양방광경사 수태음폐경보, 수궐음심포경사 족양명위경보

(2) 손목이 아프다

　⇨ 수궐음심포경사 족양명위경보, 수태음폐경사 족태양방광경보, 수소양삼초경사 족
　　소음신경보

(3) 쇄골 또는 빗장뼈 밑을 누르면 아프다

　⇨ 수태음폐경사 족태양방광경보

(4) 시신경이 약해서 TV를 오래 보거나 햇빛을 쳐다보면 눈이 부시다

　⇨ 족양명위경사 수궐음심포경보, 족소음신경사 수소양삼초경보

7) ㅇ

(1) 아침에 일어나면 상복부(배꼽 위)**가 뻐근하다**

　⇨ 족소양담경사 수소음심경보, 족태음비경사 수태양소장경보

(2) 앞 어깨(쇄골 또는 빗장뼈 바로 위)**가 아프다**

　⇨ 족궐음간경사 수양명대장경보

(3) 양쪽 눈이나 양 눈썹 사이가 띵하며 아프다

　⇨ 수궐음심포경사 족양명위경보, 수소음심경사 족소양담경보

(4) 양쪽 귀의 통증

⇨ 족소음신경사 수소양삼초경보, 족소양담경사 수소음심경보, 수태음폐경사 족태
양방광경보

(5) 어깨 끝이 아프다

⇨ 수양명대장경사 족궐음간경보

(6) 어깨를 찍어 누르듯이 아프다

⇨ 수소양삼초경사 족소음신경보, 수태양소장경사 족태음비경보, 수양명대장경사 족
궐음간경보

(7) 얼굴 광대뼈 부위가 뻣뻣해지며 아프다(광대뼈가 빨개짐)

⇨ 족태음비경사 수태양소장경보

(8) 엄지발가락이 아프다

⇨ 족태음비경사 수태양소장경보, 족궐음간경사 수양명대장경보, 족태양방광경사 수
태음폐경보

(9) 옆구리가 결리고 소화가 안 된다

⇨ 족궐음간경사 수양명대장경보, 족소양담경사 수소음심경보

(10) 이가 아프다

⇨ 수태음폐경사 족태양방광경보, 족소양담경사 수소음심경보

(11) 입술이 마른다

⇨ 수양명대장경사 족궐음간경보, 수태음폐경사 족태양방광경보

포인트 크롬 요법

(12) 입술이 튼다

⇨ 족양명위경사 수궐음심포경보

(13) 입안이 쓰다

⇨ 수소음심경사 족소양담경보, 족소양담경사 수소음심경보

(14) 잇몸이 붓는다

⇨ 수소음심경사 족소양담경보, 수궐음심포경사 족양명위경보

8) ㅈ

(1) 종아리가 당기거나 저리다

⇨ 족태양방광경사 수태음폐경보, 족궐음간경사 수양명대장경보 족소양담경사 수소
음심경보

(2) 주관절(팔꿈치) 통증

⇨ 수소음심경사 족소양담경보, 수태양소장경사 족태음비경보

9) ㅊ

(1) 척추(등뼈) 옆이 아프다

⇨ 족양명위경사 수궐음심포경보

10) ㅋ

(1) 코가 막힌다
⇨ 수태음폐경사 족태양방광경보, 족양명위경사 수궐음심포경보, 수양명대장경사 족궐음간경보

(2) 콧구멍이 건조하고 염증이 생긴다
⇨ 수태음폐경사 족태양방광경보, 수양명대장경사 족궐음간경보

(3) 콧물이 흐르며 으스스 춥다(몸살 증상)
⇨ 수양명대장경사 족궐음간경보, 수태음폐경사 족태양방광경보

11) ㅍ

(1) 팔 뒤쪽이 아프다
⇨ 수양명대장경사 족궐음간경보, 수소양삼초경사 족소음신경보, 수태양소장경사 족태음비경보

(2) 팔을 목 뒤 위쪽으로 뻗기가 어렵다
⇨ 수태음폐경사 족태양방광경보, 수소음 심경사 족소양담경보

(3) 팔을 밑(엉덩이 쪽)으로 돌려 뻗기가 어렵다
⇨ 수소음심경사 족소양담경보, 수궐음심포경사 족양명위경보

(4) 팔을 위로 뻗어 올리기가 어렵다

⇨ 수궐음심포경사 족양명위경보, 수소음심경사 족소양담경보 수양명대장경사 족
궐 음간경보

12) ㅎ

(1) 혀가 뻣뻣하다

⇨ 수소음심경사 족소양담경보, 족소양담경사 수소음심경보, 족궐음간경사 수양명
대장경보

(2) 혀가 텁텁하고 소화가 안 된다

⇨ 족소양담경사 수소음심경보, 족태음비경사 수태양소장경보, 수소음심경사 족소
양담경보

(3) 혀끝이 아프다

⇨ 족태음비경사 수태양소장경보

(4) 혓바늘이 돋는다

⇨ 수태음폐경사 족태양방광경보, 족양명위경사 수궐음심포경보, 수태양소장경사 족
태음비경보

포인트 크롬의 질환별 원혈 요법

1) ㄱ

(1) 간염, 지방간, 간경화
⇨ 족궐음간경사 수양명대장경보

(2) 감기
⇨ 수양명대장경사 족궐음간경보, 수태음폐경사 족태양방광경보

(3) 고혈압
⇨ 수궐음심포경사 족양명위경보, 족소음신경사 수소양삼초경보, 족태음비경사 수태양소장경보

(4) 기관지 천식
⇨ 수태음폐경사 족태양방광경보

(5) 기미, 주근깨
⇨ 족궐음간경사 수양명대장경보, 수태음폐경사 족태양방광경보

2) ㄷ

(1) 다래끼
⇨ 족궐음간경사 수양명대장경보

(2) 두통
⇨ 수소양삼초경사 족소음신경보

(3) 딸꾹질
⇨ 수소양삼초경사 족소음신경보, 족소양담경사 수소음심경보, 족양명위경사 수궐음심포경보

3) ㅁ

(1) 멀미
⇨ 수소양삼초경사 족소음신경보, 족양명위경사 수궐음심포경보

(2) 무릎(관절염)
⇨ 족태음비경사 수태양소장경보, 족궐음간경사 수양명대장경보, 족소음신경사 수소양삼초경보

4) ㅂ

(1) 발목

⇨ 족소양담경사 수소음심경보

(2) 백대하(냉)

⇨ 족소음신경사 수소양삼초경보, 족태음비경사 수태양소장경보

(3) 변비(복부 팽창감)

⇨ 수양명대장경사 족궐음간경보, 족양명위경사 수궐음심포경보

(4) 부정맥

⇨ 수궐음심포경사 족양명위경보, 수태음폐경사 족태양방광경보

(5) 불면증

⇨ 수소양삼초경사 족소음신경보, 수소음심경사 족소양담경보, 수궐음심포경사 족
양명위경보

(6) 빈뇨(소변을 자주 보는 것)

⇨ 족태양방광경사 수태음폐경보

5) ㅅ

(1) 살 빼기(다이어트)

⇨ 족태음비경사 수태양소장경보, 족소음신경사 수소양삼초경보, 족궐음간경사 수
양명대장경보

포인트 크롬 요법

(2) 생리통

⇨ 족소음신경사 수소양삼초경보, 족양명위경사 수궐음심포경보

(3) 설사

⇨ 수양명대장경사 족궐음간경보

(4) 소화불량

⇨ 족소양담경사 수소음심경보

(5) 손·발 저림

⇨ 수궐음심포경사 족양명위경보, 족태음비경사 수태양소장경보

(6) 신결석

⇨ 족소음신경사 수소양삼초경보

(7) 심통

⇨ 족소음신경사 수소양삼초경보, 수궐음심포경사 족양명위경보

6) ㅇ

(1) 안면 신경마비

⇨ 수양명대장경사 족궐음간경보, 수궐음심포경사, 족양명위경보

(2) 어깨(통증)

⇨ 족태양방광경사 수태음폐경보

(3) 여드름

⇨ 족태음비경사 수태양소장경보, 수양명대장경사 족궐음간경보

(4) 열 내림

⇨ 수태음폐경사 족태양방광경보

(5) 요통

⇨ 족태양방광경사 수태음폐경보, 수양명대장경사 족궐음간경보

(6) 위염

⇨ 족태음비경사 수태양소장경보, 족소양담경사 수소음심경보

(7) 유정(遺精)

⇨ 수소양삼초경사 족소음신경보

(8) 이명(귀 울림)

⇨ 족소음신경사 수소양삼초경보, 족태음비경사 수태양소장경보, 수소양삼초경사 족
소음신경보

7) ㅈ

(1) 자궁근종(난소의 물혹)

⇨ 족소음신경사 수소양삼초경보, 족태음비경사 수태양소장경보

(2) 저혈압

⇨ 족소음신경사 수소양삼초경보, 족태음비경사 수태양소장경보

(3) 정력 증감

⇨ 족소음신경사 수소양삼초경보, 족태음비경사 수태양소장경보

(4) 조루

⇨ 족소음신경사 수소양삼초경보, 족태음비경사 수태양소장경보

(5) 좌골 신경통

⇨ 족태양방광경사 수태음폐경보, 족소양담경사 수소음심경보

(6) 중풍

⇨ 수양명대장경사 족궐음간경보, 수궐음심포경사 족양명위경보, 족소음신경사 수소
양삼초경보, 족태음비경사, 수태양소장경보

8) ㅊ

(1) 치매

⇨ 수소양삼초경사 족소음신경보, 수궐음심포경사 족양명위경보

(2) 치통

⇨ 수양명대장경사 족궐음간경보, 족양명위경사 수궐음심포경보

9) ㅌ

(1) 탈모증

⇨ 족소음신경사 수소양삼초경보

10) ㅎ

(1) 협심증

⇨ 수소음심경사 족소양담경보, 족소음신경사 수소양삼초경보

포인트 크롬 요법

응급 시 구급혈은 지압이나 자극 요법을 사용한다.

(1) 소화불량

⇨ 대장경보 간경사, 간경사 대장경보, 수양명대장경 합곡, 족궐음간경 태충

(2) 구역질이나 멀미가 날 때

⇨ 심포경사 위경보, 수궐음심포경 내관

(3) 감기에 걸리거나 목을 많이 사용한 뒤 침을 삼키는 데 통증을 느낄 때

⇨ 대장경사 간경보, 수양명대장경 삼간

(4) 발목을 삐었을 때

⇨ 대장경사 간경보, 수양명대장경 합곡

(5) 옆구리가 결릴 때

⇨ 삼초경사 신경보, 담경사 심경보, 수소양삼초경 지구, 족소양담경 양릉천

(6) 대변을 일시 참을 때

⇨ 대장경사 간경보, 수양명대장경 합곡(합곡혈과 태충혈을 만져 보면 맥이 뛰는데 이 맥이 뛰

는 힘의 강약으로 신체의 충실 여부를 알 수 있다. 특히 중풍 등 오랫동안 병석에 누워 있는 환자들

의 경우 맥에 힘이 전혀 없으면 소생할 가능성이 희박하다)

(7) 심한 위 경련 또는 일시 소변 정지

⇨ 간경사 대장경보, 족궐음간경 태충

(8) 허리가 삐끗하여 근육 염좌가 생겼을 때

⇨ 간경사 대장경보, 족궐음간경 중봉

(9) 허리뼈 4~5번 디스크일 경우 다리 옆쪽(경락 상으로는 주로 담경으로

많이 당기는 곳)

⇨ 양쪽 담경사 심경보, 족소양담경 양관

(10) 기침을 심하게 하면

⇨ 폐경사 방광경보, 수태음폐경 척택

(11) 아랫니가 몹시 아플 때

⇨ 대장경사 간경보, 수양명대장경 온유

(12) 맥상으로 충양혈이 힘없이 뛰고, 소화 기능이 약하고, 회복도 더딜 때

⇨ 위경사 심포경보, 족양명위경 충양

(13) 생리 기능에 이상 유무를 판별할 때

⇨ 비경사 소장경보, 족태음비경 공손

(14) 생리통이 심할 때

⇨ 비경사 소장경보, 족태음비경 삼음교(임신 중에는 삼음교혈에 침이나 뜸을 놓을 수 없다)

(15) 타박상으로 눈 주변에 멍이 들었을 때

⇨ 비경사 소장경보, 족태음비경 삼음교

(16) 나이가 들어 원기가 약하여 잇몸이 들뜰 때

⇨ 신경사 삼초경보, 족소음신경 태계

(17) 이명, 이농, 중이염 등을 치료할 때

⇨ 삼초경사 신경보, 수소양삼초경 중저

(18) 눈곱

⇨ 대장경사 간경보, 담경사 심경보, 수양명대장경 합곡, 족소양담경 광명

(19) 감기 기운이 있을 때

⇨ 삼초경사 신경보, 수소양삼초경 외관

(20) 산모의 젖이 부족할 때

⇨ 담경사 심경보, 족소양담경 견정

(21) 눈병이 있을 때

⇨ 소장경사 비경보, 수태양소장경 소택(피를 몇 방울 사혈)

(22) 중풍으로 한쪽 마비가 왔을 때

⇨ 소장경사 비경보, 수태양소장경 소택(환측을 수시로 사혈)

(23) 졸음으로 머리가 멍할 때

⇨ 심포경사 위경보, 수궐음심포경 중충

(24) 피로 회복

⇨ 위경사 심포경보, 족양명위경 족삼리

(25) 위경련 위염 등 소화기계 질환, 다리 무릎 허리 등 하체 피로, 그
밖의 각종 만성병이 있을 때

⇨ 위경사 심포경보, 족양명위경 족삼리

(26) 다리와 허리가 차갑고 통증이 있을 때, 부인과 질환, 남성 생식기
질환, 체질 개선할 때

⇨ 비경사 소장경보, 족태음비경 삼음교

(27) 히스테리 및 불면증

⇨ 비경사 소장경보, 족태음비경 삼음교(몸이 차다고 느낄 때 이곳을 하루 한 번이라도 눌러 주
면 자율신경이 조절되어 몸이 따뜻해져서 잠이 잘 온다)

(28) 강장(정력 효과), 스트레스 해소, 피로 회복

⇨ 비경사 소장경보, 족태음비경 삼음교

(29) 수족냉증, 다한증, 히스테리

⇨ 심경사 담경보, 수소음 심경 소부

(30) 피로로 인한 어깨 결림과 통증, 오십견 외에 목이 붓고 돌리기 힘
들 때, 눈의 피로, 피로 회복

⇨ 담경사 심경보, 족소양담경 견정

추가 구급법 치료혈은 다음과 같다.

(1) 양관
　　① **혈 위치**: 양릉천에서 3촌 올라가 오목한 곳에 있다.
　　② **부착점**: 무릎을 굽히게 한 다음 바깥쪽 횡문 끝 상단 오목한 곳에 부착
　　　한다.

(2) 온류
　　① **혈 위치**: 양계혈과 곡지혈의 중간, 팔목에서 위쪽 6촌 되는 곳에 있다.
　　② **부착점**: 팔꿈치를 구부리고 양계혈과 곡지혈의 중간점, 주먹을 쥐고 팔
　　　에 힘을 주면 근육이 융기되는 곳, 그 밑에 부착한다.

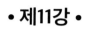

포인트 크롬의 기문 요법과 기경8맥

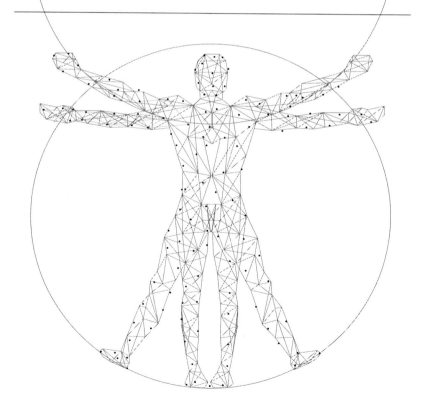

1 기문과 기경8맥 비교

1) 기문

 기문이란 기가 열리는 문으로 8개가 있어 이것을 8문이라고도 한다. 8 문이란 개문, 휴문, 생문, 상문, 두문, 경1문, 사문, 경2문의 여덟 문을 말하며, 생문, 경1문, 개문으로 들어가면 좋고, 상문, 경2문, 휴문으로 들어가면 다치며, 두문이나 사문으로 들어가면 죽는다. 이것을 예전에는 8문금쇄진 이라는 전쟁의 한 형태(진법)로 이용하였다

(1) 열결혈
　　(놀랄)경문, 임맥, 수태음폐경, 포인트 크롬 No.6

(2) 후계혈
　　(볕)경문, 독맥, 수태양소장경, 포인트 크롬 No.2

(3) 신맥혈
　　개문, 양교맥, 족태양방광경, 포인트 크롬 No.8

(4) 조해혈
　　휴문, 음교맥, 족소음신경, 포인트 크롬 No.2

(5) 외관혈

　생문, 양유맥, 수소양삼초경, 포인트 크롬 No.1

(6) 내관혈

　사문, 음유맥, 수궐음심포경, 포인트 크롬 No.5

(7) 공손혈

　두문, 충맥, 족태음비경, 포인트 크롬 No.3

(8) 족임읍혈

　상문, 대맥, 족소양담경, 포인트 크롬 No.5

2) 기경8맥

(1) 12정경과 기경8맥

　12정경은 본경이라는 뜻이다. 신체의 상하로 달리고 있어 지구의 경도에 비유된다. 6장(간, 심, 심포, 비, 폐, 신) 6부(담, 소장, 삼초, 위, 대장, 방광)의 기혈을 수송하는 통로로 수족의 삼양, 삼음경이 있다. 기경8맥은 임맥, 독맥, 양교맥, 음교맥, 양유맥, 음유맥, 충맥, 대맥 등이 있다.

　기경8맥과 기문은 지맥의 뜻이 있다. 12정경의 기혈이 넘칠 때 흐르는 통로로 경맥과 경맥을 연결해 주고 신체를 횡으로 달리므로 지구의 위도에 비유된다.

3) 기경과 기문 비교

(1) 임맥: 수태음폐경, 포인트 크롬 No.6
   열결=(놀랄)경문, 열결, 포인트 크롬 No.6

대표적 주치는 심장과 폐, 생리 조절 호르몬 갑상선의 기맥이다.

① 기능
선인들은 이 임맥을 '음맥의 바다(음맥지해)'라고 일컬었다. 음이 생성되는 곳이며, 음의 경락을 통괄하고 생식 기능, 특히 여성 생식 기능(임신)을 주관하고 있는 맥이다.

② 맥의 흐름
임맥은 독맥, 충맥과 같이 포중에서 일어나 항문과 성기 사이의 '회음혈'로 나와 앞으로 돌아 외성기를 지나간다. 치골 위 하복부로 올라가 배꼽을 지나 상복부로, 흉골의 중앙을 지나 다시 인후부에서 안면으로 올라간다. 아랫입술 밑까지 오면 좌우로 갈라져 입술을 돌아서 콧등 옆을 지나 안와 밑에서 눈으로 들어가 정지한다.
또 하나의 흐름은 흉골 중앙의 '전중혈'이라는 혈에서 나와 쇄골 밑을 지나 어깨에서 팔로 흘러 엄지손가락 바깥쪽으로 가서 주혈의 '열결혈'에 도달한다.

③ 병증
열을 수반한 염증과 신경통, 한열허사, 모든 감기, 배와 척주의 강직, 전신경련 등은 약한 사람이 잘 걸린다.

④ 열결

열결은 몸의 정면, 얼굴에서 가슴, 복부와 음부 부분의 끝, 가리어져 밖으로 나타나지 않는 부분을 지배한다. 흉복부를 따라 올라가는 흐름이므로 이 흐름이 흐트러지면 흉복부에 증상이 나타난다. 즉, 심장, 폐, 기관에 이상이 일어나 결국 위장, 당뇨병 등 복부와 내장으로부터의 질병이나 종양, 습진 등이 생기게 된다.

⑤ 적응증

일반적인 질환으로써 피부 점막의 질환, 심장부와 명치끝의 통증, 위장 질환, 유행성 감기, 호흡기 질환(기관지천식, 담, 폐 질환 등), 복부의 이상(팽만, 배 울림, 동통), 설사, 변비, 방광염, 여드름, 당뇨병, 종양, 습진, 피부 궤양증, 치질, 아구창, 구내염, 설염, 인후염, 목이 잠겼을 때, 임파선염, 코피, 비염, 축농증, 이하선염, 늑간 신경통, 헤르페스, 갑상선염, 반신불수, 월경곤란, 백대하, 유산, 장산통, 하복부의 종기 등에 효과가 있다.

(2) 독맥: 수태양소장경, 포인트 크롬 No.2
후계=(별)경문, 후계, 포인트 크롬 No.2

대표적 주치는 허리, 척추, 관절, 뼈, 생리 조절 호르몬인 뇌하수체 기맥이다.

① 기능

선인들은 이 독맥을 '양맥의 바다(양맥지해)'라고 일컬었다. 양을 생성하고 모든 양경락을 통괄한다. 독이란 말은 감독, 조절, 통솔한다는 의미이다. 독맥은 생식 기능을 주관한다. 주로 남성 생식 기능과 밀접한 관계가 있다. 독맥은 뇌, 신, 수의 기능을 반영한다. 독맥은 뇌로 들어가고 신을 연결시키며 신은 정을, 정은 수를 생성시킨다. 뇌는 수의 힘으로 제 기능을 하므로 독맥은 뇌와 척수의 기능과 관계가 있다.

② 맥의 흐름

독맥의 생기(生氣)는 정력을 간직한 포중, 즉 여성은 자궁, 남성은 신장에서 일어나 항문과 성기 사이의 '회음혈'이라는 혈로 나와 항문과 성기를 지나서 뒤로 돌아가고 있다. 그리고 미추골의 끝에 있는 '장강혈'에서 배골을 따라 올라와 경추, 후두부로 올라와 '백회혈'이라는 혈에서 뇌로 들어가 뇌를 한 바퀴 돌아서 다시 백회혈로 나와 머리 정수리에서 머리 앞쪽으로 돌아 눈썹과 눈썹 사이, 코끝, 윗입술의 중앙을 지나 윗입술 뒤, 즉 윗잇몸에서 끝난다. 또 하나의 흐름은 경추와 흉추 사이의 '대추혈'이라는 혈에서 나와 어깨에서 팔로 흘러 새끼손가락의 바깥쪽으로 가서 주혈의 '후계혈'에 이른다. 독맥의 주혈은 '후계'이다.

③ 후계

후계는 등 부분을 지배한다. 척추를 따라 올라가는 흐름이므로 이 맥이 흐트러지면 척추를 따라서 나타나는 증상, 즉 관절염, 류머티스 신경통, 머리 어깨 손발의 이상, 신경적인 증상, 피로, 피곤감 등이 나타난다.

④ 적응증

여러 가지 두통, 어깨 결림, 척추를 따라서 아프거나 결릴 때, 관절이 붓거나 아플 때, 류머티스, 신경통, 온몸이 쑤실 때, 공포증, 노이로제, 현기증, 뇌졸중의 후유증, 뇌전증(간질), 실어증, 목이 붓고 아플 때, 쉽게 피로해질 때, 고혈압, 발열, 코막힘, 귀울음, 난청, 도한(수면중에 나오는 식은땀), 요통 등에 효과가 있다. 특히 팔의 바깥쪽과 다리의 장딴지 쪽의 냉감, 경련, 부종, 마비, 통증과 뒤쪽의 오십견, 팔꿈치와 무릎 관절통 등에 특효를 볼 수 있다. 독맥에 이상이 생기면 허리와 등 부위가 아프고 풍에 의한 요배부의 경련이 일어나며 비뇨, 생식 계통 주로 남성 질병이 생기고 비정상적인 정신 상태가 되며, 어린 아이들은 자주 놀란다.

(3) 양교맥: 족태양방광경, 포인트 크롬 No.8
　　신맥=개문, 신맥, 포인트 크롬 No.8

대표적 주치는 뇌 질환과 생리 조절 호르몬인 여성 호르몬의 기맥이다.

① 기능과 병증

- 남성은 양체(양에 속한 신체)이므로 양교맥을 본경맥이라 하고 여성은 음체(음에 속한 신체)이므로 양교맥을 낙맥이라 한다. 양교맥은 음교맥에 대응하는 경맥으로 족부에서 시작하여 신체의 외측에 분포하며 양에서 음을 연락한다. 양교맥은 음교맥과 불가분의 관계를 맺으면서 양에서 음을 연결하고 인체 좌우의 양을 주관하고 주로 수면과 운동에 관여한다.
- '영추'에 보면 양기가 왕성하면 눈이 밝고, 음기가 왕성하면 눈이 어두워진다. 이 경맥에 이상이 생기면 음이 허하고 양이 왕성해져 불면, 허양, 음허화동 등의 증상이 나타난다.

② 맥의 흐름

양교맥의 생기는 음교맥과 함께 바깥 복사뼈와 안쪽 복사뼈 사이에서 일어나 바깥 복사뼈의 밑에 있는 양교맥의 주혈이다. '신맥혈'에서 시작하여 바깥 복사뼈에서 뒷꿈치로 돌아서 발목에서 비골(종아리뼈)과 아킬레스건의 중간을 똑바로 올라가 무릎 뒤의 오금으로 들어간다. 여기에서 다시 올라가 일단 고관절에 들어갔다가 다시 올라간다. 장골을 지나서 등을 돌아 등골 쪽에서 휘어져 견갑골을 비스듬히 가로질러 견관절 밑에서 어깨로 올라가 어깨 앞으로 나와 목 부위의 흉쇄유돌근을 가로질러 입술 끝으로 올라간다. 다시 안와의 아랫부분에서 눈자위로 가서는 곧바로 올라가 머리 뒤로 돌아 후두부 아래쪽의 '풍지혈'이라는 혈에서 뇌로 들어가 정지한다.

③ 신맥

신맥은 몸의 바깥쪽과 뒷쪽, 그리고 오장육부 중의 6부를 지배한다. 6부란 위, 대장, 소장, 담낭, 방광, 그리고 동양의학에서만 말하는 삼초(횡격막 위를 상초, 횡격막에서 배꼽까지를 중초, 배꼽에서 아래를 하초라 한다)를 말한다. 이 흐름이 흐트러지면 피부에 출혈 증상, 몸이 잘 붓거나 뇌출혈, 뇌졸중, 귀 울림 등 음질적인 질환에 쉽게 걸린다.

④ 개문

고혈압이나 뇌졸중, 뇌질환 치료에 효과적이다. 담(담이 걸리는 증상)과 경련, 역기, 모든 신경통, 두통, 요통 등에도 많이 사용된다. 거의 모든 병은 담과 관련이 있으므로 개문을 많이 쓴다. 담은 인체에 불필요한 액체의 노폐물이다. 신경통과 두통, 요통은 개문, 생문을 병행하여 사용한다.

⑤ 적응증

두통, 교통사고 등으로 목뼈를 다친 후유증, 잠을 잘못 자서 목이 아플 때, 어깨 결림, 등이 결리거나 피로할 때, 견갑골의 통증, 허리가 결리거나 아플 때, 허리의 냉감, 뇌졸중, 언어 장애, 수족의 마비, 경련, 통증, 다리 안쪽으로 일어나는 좌골 신경통, 안면신경 마비, 삼차신경 통, 늑간 신경통, 무릎관절의 안쪽 및 발관절의 통증과 냉감, 다리 바깥쪽의 경련과 안쪽의 이완 증상, 눈알이 아플 때, 녹내장, 근시, 메니엘씨병, 귀 울림, 코막힘, 뇌전증(간질), 다한증과 무한증, 가로로 팔을 뻗을 수 없는 오십견, 도한, 류머티즘 등에 효과가 있다. 특히 부인들의 젖이 붓고 아플 때에 특효이다.

(4) 음교맥: 족소음신경, 포인트 크롬 No.2
    조해=휴문, 조해, 포인트 크롬 No.2

대표적 주치는 신경 치료, 생리 조절 호르몬인 난포 호르몬의 기맥이다.

① 기능과 병증

- 여성은 음체(음에 속한 신체)이므로 음교맥을 본경맥이라 하고, 남성은 양체(양에 속한 신체)이므로 음교맥을 낙맥이라 한다. 음교맥은 족부에서 시작하여 신체의 내측 및 심부를 순환하는 경맥으로 음에서 양을 연락한다. 음교맥은 인체 좌우의 음을 주관하고 눈을 자양하며, 눈꺼풀의 개합, 하지의 운동을 주관한다.
- 음교맥에 이상이 생기면 양이 허하고 음이 왕성해져 눈이 어두워지고, 인후통, 수면 과다 등 양허 음성의 음양 부조 현상이 나타나서 하지굴근 이완, 신근 긴장, 족외번(발목을 바깥으로 접질려서 발목을 삔 증상임)이 있게 된다. 하지의 내측 근육이 정상으로 수축하지 못하고 반대로 내측 근육의 경련이 일어난다. 외과의 이상 병증, 즉 신체의 양의 부위에 나타나는 병증은 완만하고, 내과의 이상 병증, 즉 신체의 음 부위에 나타나는 병증은 급격하고 연급하다. 예를 들면 종통, 양

(가려움), 한열(오한 발열) 등의 병증이 완만 또는 급격하게 나타난다. 이러한 병증일 때에 소속된 경혈의 반응을 잘 관찰한다.

② 맥의 흐름

음교맥은 양교맥과 같이 바깥 복사뼈와 안쪽 복사뼈 사이에서 일어나고 있으나, 안쪽 복사뼈 밑에 있는 음교맥의 주혈인 '조해혈'에서 시작하여 안쪽 복사뼈 뒤에서 올라가 발목에서 다리 안쪽으로 올라가고 있다. 음부를 지나서 하복부에서 상복부로 들어가 명치끝 부근에서 유두선 끝, 즉 젖꼭지에서 세로로 그은 선을 따라 올라가 쇄골 위의 오목한 곳으로 들어간다. 거기서 다시 갑상연골 옆의 경동맥박동부로 나와 혀 밑을 지나 협골 안쪽을 지나 콧등 옆을 지나 위로 올라가 눈자위에 도달한다.

③ 조해

조해는 하지의 안쪽에서 복부로 올라가 주로 몸속을 담당하고 있다. 오장육부 중의 오장(폐, 심장, 췌장, 신장, 간장)을 지배하고 있다.

④ 휴문

체증, 급성소화불량, 위염, 불면증, 수화미제(두열족냉), 구토 등의 상승 기운, 허양(발기력이 항진은 되나 실제로는 무력한 것), 음허화동[17] 등에 좋고 상한 음식이나 술을 많이 마셨거나 체했을 때 사용한다. 모든 소화기병은 휴문에 해당한다.

---

17) 음이 허하여 화가 성하는 것인데 음은 신, 즉 수를 뜻하고 화는 심열을 뜻하는데 오후부터 야간에 이르기까지 열이 나고, 소변적삽, 도한 해수(야간에 땀 흘리는 증상), 담성 객혈, 타혈, 무기력, 피로권태, 수척, 요통, 각위, 유정, 몽설 등의 증상이 수반된다.

⑤ 적응증

불면증, 만성 인후염, 후각상실, 무뇨증, 실성증, 황달, 임포텐츠, 전립
선염, 변비, 방광 경련, 알레르기, 몸이 부을 때, 뇌전증(간질), 멀미, 척
추강직, 혈뇨증, 전신경련, 늑간 신경통, 요통, 하복부의 냉감과 통증,
배 울림, 설사, 무릎관절통(안쪽), 하지의 냉감, 발바닥이 화끈거릴 때,
위무력증, 방광염, 배뇨통, 목이 메어 잘 넘어가지 않을 때, 간염, 신염,
폐렴, 심장부 등의 오장의 질환, 다리 안쪽의 경련과 바깥쪽의 이완
증상, 눈알의 이상, 눈의 충혈과 동통, 낮잠은 많으나 밤잠이 없을 때,
인후염, 편도선염, 위궤양, 혈행 장애, 치질 등에 효과가 있다. 특히 월
경곤란, 자궁출혈 등에 효과적이다.

(5) 양유맥: 수소양삼초경, 포인트 크롬 No.1
외관=생문, 외관, 포인트 크롬 No.1

대표적 주치는 신체의 외측을 치료하며, 생리 조절 호르몬인 부신의 기
맥이다.

① 기능과 병증

- 양유맥은 여러 양경맥을 연락(연결) 조절하는 경맥으로 기혈의 운행
  에 관여한다.
- 이 경맥에 이상이 생기면 한열이 반복적으로 나타나는 증상을 보인
  다. 항배요부 등에 통증이 발생하고, 전신 권태가 심해서 몸을 지탱
  할 수 없게 되고 오한 발열이 반복된다.

② 맥의 흐름

양유맥은 종골(뒤꿈치뼈)과 입방골 사이에서 일어나 바깥 복사뼈의 앞

쪽 밑에 있는 '금문혈'에서 출발하여 바깥복사뼈의 뒤를 돌아서 발목에 와 거기에서 하퇴부, 대퇴부의 바깥쪽으로 올라가 고관절로 들어간다. 그리고 고관절에서 나와 하복부로 올라가 흉륵을 지나서 뒤로 돌아 견갑골 바깥 가장자리를 지나서 상박부를 나와서 어깨의 윗쪽에서 경추의 '대추혈'을 지나간다. 거기에서 풍지혈을 지나 머리의 측두부를 지나서 이마까지 내려와 전두부의 머리카락이 나 있는 곳까지 다시 올라가 있다.

또 다른 하나의 흐름은 후두부에서 나와 팔의 뒤쪽을 지나 주혈인 '외관혈'에 이르고, 다시 무명지의 끝과 새끼손가락의 손톱이 나 있는 곳까지 가 있다.

③ 외관

외관은 몸의 양의 부분, 즉 드러난 것으로서 햇볕이 드는 부분의 측면을 따라 올라가 손발의 양경이라는 손에 3개, 발에 3개 있는 양의 흐름의 흐트러짐을 조정한다. 이 흐름이 흐트러지면 양성인 염증성의 질병이 생기기 쉽다.

④ 생문

만성 소화불량, 위궤양, 신경성 위장병, 전립선염, 방광염, 간염, 신장염, 변비, 당뇨병, 저혈압, 빈혈, 허증의 관절염 등에 좋다.

⑤ 적응증

두통, 편두통, 목 질환, 어깨 결림, 늑간 신경통, 팔이 아플 때, 부종, 마비, 경련, 타박상, 염좌, 요통, 좌골 신경통, 1지, 2지의 삼차신경통, 치통, 잇몸 통증, 무릎관절통, 안검(눈꺼풀) 경련, 안면신경 마비, 망막염, 저혈압, 혈전증, 피부염, 발진, 여드름, 코피, 야뇨증, 말더듬, 신경과민, 어지럼증, 뇌전증(간질), 도한, 권태감, 반신불수 등이다. 특히 부인과에서는 부정자궁출혈에 효과가 크다.

⑹ 음유맥: 수궐음심포경, 포인트 크롬 No.5
   내관=사문, 내관, 포인트 크롬 No.5

대표적 주치는 비장과 위장, 생리 조절 호르몬인 남성 호르몬의 기맥이다.

① 기능과 병증
- 음유맥은 여러(모든) 음경맥을 연락(연결) 조절하는 경맥으로 기혈의 운행에 관여한다.
- 이 경맥에 이상이 생기면 영혈의 부전, 경악, 공포, 의지력 저하, 인사불성, 심장병, 심장 통증, 흉통 등이 발생한다.

② 맥의 흐름
음유맥은 '삼음교혈'이라는 안쪽 복사뼈의 중앙에서 손가락 3개만큼 윗쪽의 경골의 가장자리에서 발생하여 다시 손가락 2개만큼 윗쪽에 있는 '축빈혈' 근처에서 흐름이 시작하여, 하퇴를 지나 무릎 관절로 들어가 무릎 관절 안쪽에서 대퇴부 앞면으로 나와 대퇴부를 올라가고, 다시 하퇴부로 내려갔다가 상복부로 올라가 가슴의 측면부로 올라가 앞 목의 중앙에서 흉골 위 끝의 오목한 곳을 지나 갑상연골 위에서 그친다.

또 다른 한 흐름은 흉부에서 갈리어 겨드랑 밑에서 팔의 안쪽으로 들어가 그 중앙을 지나서 주혈인 '내관혈'에 도달하고, 다시 가운데 손가락으로 들어가 엄지손가락 쪽의 끝까지 흐른다.

③ 내관

내관은 복부로 올라가 손발의 안쪽 흐름의 흐트러짐을 조정하고 있다. 이 흐름이 흐트러지면 특히 심장의 이상을 호소하게 된다.

④ 사문

비만증, 복부창만, 염좌, 타박증, 부종, 종창, 가스 및 약물중독, 피부병, 각종 염증, 관절염, 혈액순환 장애, 양기 부족, 다면증 등에 사용한다. 두피 내에 어혈이 있으면 안면부의 여러 병증이 나타난다. 발목 주변에 담음이 있으면 사문으로 치료한다. 사문은 허약자, 저혈압자는 금기이다. 다른 문으로 대용하도록 하고 정기가 어느 정도 보해진 후에 사문을 사용한다.

⑤ 적응증

심장, 흉부의 압박감, 심계항진, 숨 막힘, 한숨이 나올 때, 신장의 쇠약감, 격정, 정신불안, 헛배 부를 때, 식욕 부진, 심장부의 통증, 심근염, 심막염, 간염, 치질, 손의 경련, 공포증, 알레르기, 빈혈, 무력증, 하품, 치주염, 고혈압, 저혈압, 노이로제, 구내염, 현훈, 손바닥의 화끈거림, 편도염, 기관지염, 신경과민, 두드러기, 피부염, 복통, 하리, 변비, 안면 신경 마비와 경련, 대퇴, 하퇴의 내측통, 무릎관절의 내측통, 팔의 내측통, 경련, 부종, 마비 등에 효과가 있다. 부인과에서는 불감증에 특효이다.

(7) 충맥: 족태음비경, 포인트 크롬 No.3
   공손=두문, 공손, 포인트 크롬 No.3

대표적 주치는 간과 담, 생리 조절 호르몬인 부갑상선의 기맥이다.

① 기능과 병증

- 충맥은 12경맥과 통하는 경맥으로 영양을 주관한다. '영추'에서는 충맥을 가리켜 '혈해', '12경의 해', '오장육부의 해', '경락의 해'라고 한다. 또 '모든 경으로 가서 기육을 따뜻하게 한다', '혈이 홀로 왕성하게 되면 호모를 생기게 한다'라고 했으며, '소문'에서는 '충맥이 왕성하게 되어 월사가 시작되고, 자녀를 생산하게 된다'고 하여 그 작용은 생식 기능 및 내분기 계통과 가장 밀접한 관계를 가지고 있는 것으로 설명하고 있다. 남녀의 생식 기능은 충맥과 직접적인 관계가 있는 것으로 생식 기능을 촉진시키고 주관한다. 또한 충맥은 간, 신, 위를 통하여 인체의 기기의 승강 운동을 조절한다.
- 충맥에 이상이 생기면 기기의 승강이 실조된 여러 가지 증상, 즉 역기(상기), 흉내급통, 심한 하리(설사) 등이 나타나고 여러 가지 생식 및 내분비 장애 등이 발생한다. 하복부에서 상복부로 치밀어 올리는 역기의 중에 사용한다.

② 맥의 흐름

충맥에는 임맥과 함께 포중에서 일어나 몸의 심부를 흐르는 맥과 천부를 흐르는 맥이 있다. 한 흐름은 척주 앞에 있는 오장육부가 붙어 있는 곳을 위로 올라가 오장육부를 조정하고, 다른 하나는 '기충혈'에서 출발하여 곧 바로 하복부, 상복부를 지나가 가슴 속으로 들어가 목을 지나서 혀 밑에 도달한다. 아래로 흐르는 하나는 충맥의 출발점인 '기충혈'에서 대퇴의 안쪽을 흘러 무릎관절의 안쪽으로 들어가 하퇴와 발목관절을 지나서 주혈인 '공손혈'에 도달하여 엄지발가락 안쪽에서 그친다.

③ 공손

공손은 하지를 흐르고 있을 때는 안쪽으로 얕게 올라가고 있으나 복부에 들어가면 깊어져 척추의 앞으로 올라가며, 경락과는 관계없이 오장육부의 변조를 조정한다. 증상은 앞의 '내관'과 흡사하나 내관의 경우보다 통증이 심한 것이 특징이다.

④ 두문

중풍마비, 편도선염, 목구멍 마비, 코의 병, 동맥경화, 고혈압, 비만, 당뇨병, 중풍의 원인, 면역 질환, 월경불순, 대하, 복부 창만, 하복부 냉감 등에 좋다. 또한 변비, 기관지 천식, 만성 위염 등은 두문의 병증이다.

⑤ 적응증

심장의 통증, 협심증, 심계항진, 가슴의 압박감, 식욕 부진, 가슴앓이, 트림, 위장 질환, 치질, 탈홍(직장탈출증), 정맥류, 변비, 하리, 간장 장애, 췌장염, 담염, 담석, 위경련, 위염, 폐뇨, 방광염, 신염, 신석산통, 생리불순, 월경 곤란증, 자궁후굴, 불임증, 자궁출혈, 난소염, 류머티스, 눈꺼풀 경련, 전신 경련, 식도 경련, 귀 울림, 갱년기 장애, 내분비 장애, 자율신경 실조증, 현기증, 가슴이 찌르듯 아플 때 효과가 있다.

(8) 대맥: 족소양담경, 포인트 크롬 No.5
임읍=상문, 임읍, 포인트 크롬 No.5

대표적 주치는 허리둘레, 생리 조절 호르몬인 흉선의 기맥이다.

① 기능과 병증

대맥은 운동을 주관한다. 대맥은 허리를 돌아 요복을 감돌고 있는 모양이 띠와 같이 모든 맥을 다발로 묶어 단속하고 있다. '소문'에서는 "양명경과 충맥은 모두 대맥에 소속하고 독맥으로 연락한다"고 했다. '영추'에서는 "족소음신경이 슬와에서 가지가 나와 태양으로 가서 합하고 위로 신에 이르러 14추(2요추)에 나타나 대맥에 속한다. 대맥은 부녀의 대하를 주관하고 태아를 보호한다. 대맥에 이상이 생기면 요부나 상복부가 붓고 땅기는 것(복부 팽만이나 저수), 또, 복부창만, 요복부 냉감, 월경불순, 자궁탈수, 요부 무력증, 상복부가 붓고 팽팽해지는 증상, 복수, 복부 팽만 및 적백대하중 등이 발생한다. 부인의 악로를 대하라고 하는데, 대맥에 속한 4혈의 시구는 유효하며 특히, 대맥혈은 아주 우수한 것으로 알려져 있다.

② 맥의 흐름

대맥은 제 11늑골 앞끝의 '장문혈' 부근에서 일어나 제 11늑골과 겨드랑 바로 밑의 요골 중간의 '대맥혈'에서 시작하여 위로는 배골 위에 있는 '명문혈'에서 앞면의 배꼽을 지나서 몸을 한 바퀴 돌며, 그 모양이 사람이 띠를 매고 있는 것과 같다 하여 '대맥'이라고 한다.

또 다른 한 흐름은 복부를 한 바퀴 돈 후에 몸의 측면을 따라서 대퇴, 소퇴로 내려간다. 바깥 복사뼈 앞을 지나서 발의 새끼발가락과 무명지발가락 사이로 들어가 주혈인 '임읍혈'에 도달하여 새끼발가락과 무명지발가락 중간 근처에서 그친다.

③ 임읍

임읍은 허리 부분을 일주하여 손과 발의 모든 경락을 오가며 그 흐트러짐을 조정한다. 이 흐름의 흐트러짐은 류머티스성 질환과 생식기능의 질환으로 나타나기 쉽다고 알려져 있다.

④ 상문

장폐색, 위경련, 흘역, 정신비정상, 신경쇠약, 경기 등에 좋다. 흘기는 딸꾹질(횡격막경련)인데 모든 경련에 좋으며 정신질환(실신, 정신비정상, 광증 종류), 한열이 수반되는 항배요부 등의 통증에도 좋다.

⑤ 적응증

두통, 두중, 뇌출혈, 빈혈, 뇌졸중, 반신불수, 척추 강직, 손 저림, 요통, 허리에서 옆배, 아랫배로 걸쳐 당기는 통증, 하복부통, 하지신경통, 수족의 냉감, 뒤 어깨의 동통, 상지, 하지의 신경통, 두드러기, 피부염, 근육통, 허벅지, 무릎, 발목 바깥쪽이 붓고 아플 때, 통풍, 변비, 앞쪽으로 운동 장애가 있는 오십견, 장의 냉증, 수족의 류머티즘, 정신질환, 구토, 류머티즘, 통풍에 의한 손가락이 오그라짐, 혈전증, 백내장, 약시, 홍채염, 치통, 염좌, 골수염 등에 효과가 있다. 특히 부인과에서는 생리불순, 생리통, 자궁출혈, 백대하에 특효이다.

2 기경8맥과 기문의 변증 요법

기경8맥과 기문의 특징은 상지와 하지에 위치한 1쌍의 혈을 동시에 부착하여 시술한다는 데 있다. 예를 들면 충맥(공손, 포인트 크롬 No.3)을 시술하는 경우 음유맥(내관, 포인트 크롬 No.5)과 1쌍으로 하여 그 대표적인 공손(포인트 크롬 No.3)과 내관(포인트 크롬 No.5)혈을 동시에 시술하는 것이 바로 그것이다. 나머지도 공손(포인트 크롬 No.3)과 내관(포인트 크롬 No.5)과 같이 후계(포인트 크롬 No.2)와 신맥(포인트 크롬 No.8), 임읍(포인트 크롬 No.5)과 외관(포인트 크롬 No.1), 열결(포인트 크롬 No.6)과 조해(포인트 크롬 No.2)를 동시에 부착한다.

증상으로 판단한 기맥의 혈을 포인트 크롬의 N극으로 정하고, 그 짝이되는 기맥의 혈을 포인트 크롬의 S극으로 정한다. 그런데 짝이 되는 혈 가운데 한쪽이 보법이 되면 다른 한쪽의 혈은 사법이 될 수밖에 없다. '증상으로 보면 양쪽의 기맥에 상당하니까 둘 다 보법으로 취급해야 한다'는 이론은 성립될 수 없다.

어떤 증상이 양쪽에 모두 해당될 때에는 증상이 심하게 나타나는 쪽을 N극으로 하며, 양쪽 모두에 증상이 나타나더라도 그 증상이 다른 쪽보다 약할 때는 S극을 선택해야 한다. 일단 나타났을 때에는 하나는 N극이 되고 다른 한쪽은 S극이 된다. 이것을 정리하면 하나의 짝으로 두 가지를 시술할 수 있다.

① 후계(N극 독맥), 신맥(S극 양교맥)

② 신맥(N극 양교맥), 후계(S극 독맥)

③ 외관(N극 양유맥), 임읍(S극 대맥)

④ 임읍(N극 대맥), 외관(S극 양유맥)

⑤ 열결(N극 대맥), 조해(S극 음교맥)

⑥ 조해(N극 임교맥), 열결(S극 임맥)

⑦ 내관(N극 음유맥), 공손(S극 충맥)

⑧ 공손(N극 충맥), 내관(S극 음유맥)

제대로 시술 효과를 보려면 병증을 정확히 판단하여 위 여덟 가지의 조합 중 어느 것을 취할 것인가를 정해야 한다.

1) 기경8맥과 기문 요법(12경맥과 경혈 소속 관계)

괄호 속의 번호는 포인트 크롬 번호이다.

(1) 가스 중독: 내관보(5) 공손사(3), 신맥보(8) 후계사(2)

(2) 간장 질환: 신맥보(8) 후계사(2), 공손보(3) 내관사(5), 임읍보(5) 외관사(1)

(3) 감모(유행성감기): 내관보(5) 공손사(3), 신맥보(8) 후계사(2), 열결보(6) 조해사(2)

(4) 갱년기 장애: 열결보(6) 조해사(2), 공손보(3) 내관사(5)

(5) 견통-극상부, 견상통: 외관보(1) 임읍사(5)

(6) 견통-극하부, 견주위: 신맥보(8) 후계사(2)

(7) 경신경통, 낙침: 후계보(2) 신맥사(8), 외관보(1) 임읍사(5)

포인트 크롬 요법

(8) 고혈압: 내관보(5) 공손사(3), 신맥보(8) 후계사(2)

(9) 급성 위염: 열결보(6) 조해사(2), 공손보(3) 내관사(5)

(10) 냉증-상반신 상지: 후계보(2) 신맥사(8), 임읍보(5) 외관사(1)

(11) 냉증-전신: 후계보(2) 임읍사(5), 열결보(6) 조해(2)

(12) 냉증-하반신: 임읍보(5) 외관사(1), 조해보(2) 열결사(6)

(13) 늑간 신경통: 외관보(1) 임읍사(5), 내관보(5) 공손사(3)

(14) 두통-전, 후두통: 후계보(2) 신맥사(8), 임읍보(5) 외관사(1)

(15) 두통-편두 측면: 외관보(1) 임읍사(5)

(16) 류머티즘: 후계보(2) 신맥사(8), 임읍보(5) 외관사(1), 공손보(3) 내관사(5)

(17) 만성 위염: 내관보(5) 공손사(3)

(18) 만성 위염: 열결보(6) 조해사(2), 내관보(5) 공손사(3)

(19) 모든 염증과 회충: 후계보(2) 신맥사(8), 열결보(6) 조해사(2)

(20) 모지통, 모지측 관절통: 열결보(6) 조해사(2), 합곡보(7) 충양사(6)

(21) 부비동염: 내관보(5) 공손사(3), 열결보(6) 조해사(2), 신맥보(8) 후계사(2)

(22) 부인냉증: 내관보(5) 공손사(3)

(23) 불감증: 내관보(5) 공손사(3)

(24) 빈혈: 내관보(5) 공손사(3), 외관보(1) 임읍사(5)

(25) 산후 질환(산후병): 공손보(3) 내관사(5), 후계보(2) 신맥사(8), 열결보(6) 조해사(2)

(26) 삼차신경통-전액부: 외관보(1) 임읍사(5)

(27) 삼차신경통-협 이하: 외관보(1) 임읍사(5), 신맥보(8) 후계사(2)

(28) 상기증(양기의 상승, 상충, 기혈수가 어느 것이든 위로 치밀어 올라오는 것): 공손보(3) 내관사(5), 조해보(2) 열결사(6)

(29) 상지 마비, 상지통: 외관보(1) 임읍사(5), 내관보(5) 공손사(3)

(30) 상지 피로, 통증-내면: 열결보(6) 조해사(2), 내관보(5) 공손사(3)

(31) 상지 피로, 통증-배면: 외관보(1) 임읍사(5), 후계보(2) 신맥사(8)

(32) 소아마비: 내관보(5) 공손사(3), 후계보(2) 신맥사(8), 열결보(6) 조해사(2)

(33) 슬관절통-후, 외측통: 신맥보(8) 후계사(2), 외관보(1) 임읍사(5)

(34) 슬통-슬후, 슬내측통: 신맥보(8) 후계사(2), 공손보(3), 내관사(5)

(35) 신경통: 신맥보 후계사(8), 조해보(2) 열결사(6), 공손(3) 내관사(5)

(36) 심계항진: 외관보(1) 임읍사(5), 공손보(3) 내관사(5)

(37) 심장 질환: 열결보(6) 조해사(2), 내관보(5) 공손사(3)

(38) 악질종창: 내관보(5) 공손사(3), 열결(6) 조해사(2)

(39) 안면신경 마비: 신맥보(8) 후계사(2), 외관보(1) 임읍사(5)

(40) 안질: 임읍보(5) 외관사(1), 후계보(2) 신맥사(8)

(41) 역절풍(류머티즘, 관절염): 공손보(3) 내관사(5), 열결보(6), 조해사(2), 후계
보(2) 신맥사(8)

(42) 연주창: 내관보(5) 공손사(3), 후계보 신맥사(8)

(43) 염좌: 내관보(5) 공손사(3)

(44) 염좌-족, 슬, 요, 경: 임읍보(5) 외관사(1), 신맥보(8) 후계사(2)

(45) 오십견: 외관보(1) 임읍사(5), 신맥보(8) 후계사(2)

(46) 완관절통: 외관보(1) 임읍사(5)

(47) 요부염좌: 내관(5) 공손사(3), 후계보(2) 신맥사(8)

(48) 요통-허리띠 방향: 외관보(1) 임읍사(5)

(49) 요통-회전, 굴신장애: 외관보(1) 임읍사(5), 후계보(2) 신맥사(8)

(50) 월경불순: 내관보(5) 공손사(3), 후계(2) 신맥사(8), 열결보(6) 조해사(2)

(51) 월경통: 공손보(3) 내관사(5), 임읍보(5) 외관사(1)

(52) 이명: 신맥보(8) 후계사(2), 공손보(3) 내관사(5)

(53) 임포텐츠: 조해보(2) 열결사(6), 내관보(5) 공손사(3)

(54) 자율신경 실조증: 후계보(2) 신맥사(8), 공손보(3) 내관사(3)

(55) 좌골(궁둥)신경통: 신맥보(8) 후계사(2), 외관보(1) 임읍사(5)

(56) 주관절통: 후계보(2) 신맥사(8), 외관보(1) 임읍사(5), 내관보(5) 공손사(3)

(57) 척배(등뼈)통: 신맥보(8) 후계사(2), 임읍보(5) 외관사(1)

(58) 척추염: 내관보(5) 공손사(3), 후계보(2) 신맥사(8)

(59) 천식: 열결보(6) 조해사(2), 내관보(5) 공손사(3)

(60) 측경통: 신맥보(8) 후계사(2), 임읍보(5) 외관사(1)

(61) 치질: 열결보(6) 조해사(2), 공손보(3) 내관사(5)

(62) 타박상: 내관보(5) 공손사(3),신맥보(8) 후계사(2)

(63) 통풍(근육 루머티즘, 관절 루머티즘): 임읍보(5) 외관사(1), 공손보(3) 내관사(5)

(64) 피부 발진: 열결보(6) 조해사(2)

(65) 하지 피로, 경련: 신맥보(8) 후계사(2), 외관보(1) 임읍사(5)

(66) 헤르페스: 열결보(6) 조해사(2), 신맥보(8) 후계사(2)

(67) 황달: 공손보(3) 내관사(5), 후계보(2) 신맥사(8), 열결보(6) 조해사(2)

(68) 후발제(뒤통수에 고름이 생기는 것): 내관보(5) 공손사(3)

3 기문 요법과 기경8맥 주치혈

1) 열결

- **혈 위치**: 손목 횡문 끝에서 위로 1촌 5푼 올라가 있다.
- **부착점**: 엄지손가락과 집게손가락을 벌리고 두 호구를 서로 맞대어서 오른손 집게손가락이 왼손 요골 경상 돌기의 윗부분에 닿는 곳, 근골 사이에서 부착한다.

2) 신맥

- **혈 위치**: 바깥쪽 복사뼈의 하연에서 4푼 내려가 오목한 가운데 있다.
- **부착점**: 바깥쪽 복사뼈의 곧바로 4푼 아래 오므라진 가운데 손톱이 들어갈 만한 곳에 부착한다.

3) 조해

- **혈 위치**: 안쪽 복사뼈의 아래로 약 4푼 거리에 있다.
- **부착점**: 편안히 앉게 하고 두 발바닥을 마주 대게 한 다음 적백육제내 과골 아래 오므라진 곳에서 부착한다.

4) 공손

- **혈 위치**: 엄지발가락의 내측, 태백혈에서 1촌 뒤에 있다.
- **부착점**: 발등 제일 높은 곳에서 내측으로 내려와 태백혈에서 1촌 뒤에서 부착한다.

5) 내관

- **혈 위치**: 대릉혈에서 곧추 2촌 올라가 두 힘줄 사이에 있다.
- **부착점**: 손목 횡문 중앙에서(대릉혈) 2촌을 올라가 두 힘줄 사이에서 부착한다.

6) 외관

- **혈 위치**: 양지혈에서 2촌 올라가 두 근육 사이에 있다.
- **부착점**: 양지혈에서 2촌 올라와 척골과 요골 사이에서 부착한다.

7) 후계

- **혈 위치**: 새끼손가락의 밑 마디 뒤 오목한 곳에 있다.
- **부착점**: 주먹을 쥐고 새끼손가락 밑의 뒤 오목한 곳에서 부착한다.

8) 임읍

- **혈 위치:** 협계혈에서 위로 1촌 5푼 되는 곳에 있다.
- **부착점:** 제4, 5척골의 접합의 앞 오목한 곳에서 부착한다.

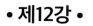

12경락의 오행혈 및 원혈과
포인트 크롬의 관계

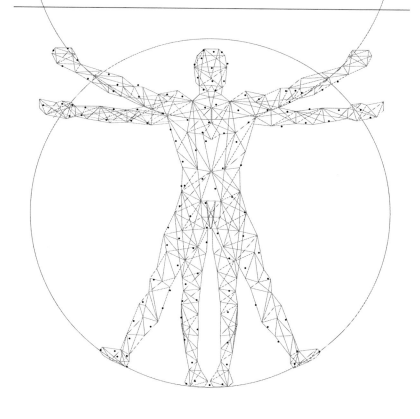

1) 수태음폐경(포인트 크롬 No.6)

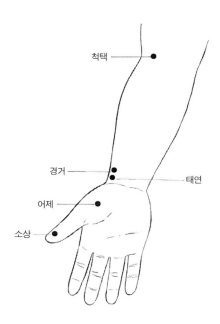

(1) 소상(정, 목)

- **혈 위치:** 엄지손가락의 요골측 손톱에서 부추 잎만큼 떨어져 있다.
- **부착점:** 엄지손가락의 요내측 손톱 모지각에서 1푼(약3㎜)쯤 떨어져 적백육제에서 취한다. 사혈하면 모든 장기의 열이 내린다.

(2) 어제(형, 화)

- **혈 위치:** 엄지손가락 제1장 지관절의 뒤, 태연혈에서 앞으로 1촌(약 3 cm) 되는 곳에 있다.
- **부착점:** 제 1장골의 뒤 끝에서 약간 앞으로 손바닥 쪽 적백육제에서 취한다.

(3) 태연(유, 토)맥회

- **혈 위치:** 손목 요골 내측 횡문 끝에 있다.
- **부착점:** 요골측 횡문 끝, 경거혈의 5푼(약 15mm) 아래에서 취한다.

(4) 경거(경, 금)

- **혈 위치:** 요골 경상 돌기의 내측, 태연혈에서 5푼(약 15mm) 위쪽, 요골 동맥이 촉지되는 곳에 있다.
- **부착점:** 손바닥을 위로 가게 하고 태연혈에서 5푼(약 15mm) 올라간 곳, 즉 맥을 짚을 때 가운데손가락이 닿는 곳에서 취한다.

(5) 척택(합, 수)

- **혈 위치:** 팔꿈치, 횡문의 중앙 두 힘줄 사이에 있다.
- **부착점:** 손바닥을 위로 가게 팔을 펴고 전박을 약간 들면서 팔꿈치를 좀 구부리게 한 다음 주와부 횡문 중앙. 이두박근건의 외연과 요골근의 기시부 내연에서 취한다.

2) 수양명대장경(포인트 크롬 No.7)

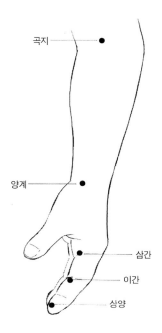

곡지

양계

삼간

이간

상양

(1) 상양(정, 금)
- **혈 위치:** 집게손가락의 안쪽 손톱 모지각에서 부추 잎만큼 떨어진 곳에 있다.
- **부착점:** 집게손가락의 안쪽 손톱 눈에서 1푼(약 3mm)쯤 떨어진 적백육제에서 취한다.

(2) 이간(형, 수)
- **혈 위치:** 집게손가락의 밑 마디의 앞 안쪽, 횡문 끝에 있다.
- **부착점:** 주먹을 쥐고 집게손가락 밑 마디의 앞 적백육제에서 취한다.

(3) 삼간(유, 목)

- **혈 위치:** 집게손가락의 밑 마디 안쪽에 있다.
- **부착점:** 집게손가락의 밑 마디 뒤 요골측 오목한 곳인데 주먹을 쥐고 취한다.

(4) 양계(경, 화)

- **혈 위치:** 손목 위쪽 두 힘줄 사이 오목한 곳에 있다.
- **부착점:** 손바닥을 모로 놓고 엄지손가락이 위로 가게 한 다음 엄지손가락과 집게손가락을 쭉 펴고 요골 경상돌기 전, 하방에서 취한다.

(5) 곡지(합, 토)

- **혈 위치:** 팔을 구부릴 때 주와부 횡문 곧 오목한 곳에 있다.
- **부착점:** 팔꿈치를 구부리고 요골측 횡문 끝 오목한 곳에서 취한다.

3) 족양명위경(포인트 크롬 No.6)

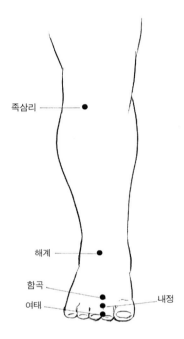

족삼리 ────── ●

해계 ┄┄┄┄ ●

함곡 ────
여태 ────── ●●● ──── 내정

(1) 여태(정, 금)
  - **혈 위치:** 둘째 발가락의 외측 발톱 눈에서 부추 잎만큼 떨어져 있다.
  - **부착점:** 제2 발가락의 외측 발톱눈에서 약 1푼(약 3㎜) 떨어진 데서 취한다.

(2) 내정(형, 수)
  - **혈 위치:** 제2 발가락과 제3 발가락의 척지 관절의 앞에서 제2지 단지 신근건의 외측에 해당되고 천비골 신경이 분포되어 있다.
  - **부착점:** 제2 발가락과 제3 발가락의 척지 관절의 앞 오목한 곳에서 취한다.

(3) 함곡(유, 목)

- **혈 위치:** 내정혈에서 2촌 뒤, 둘째 발가락의 밑 마디 뒤 바깥쪽에 있다.
- **부착점:** 둘째 발가락 밑마디 내정혈에서 2촌(약 6㎝) 뒤에(바깥쪽) 오목한 곳에서 취한다.

(4) 해계(경, 화)

- **혈 위치:** 충양혈에서 1촌 5푼(약 4.5㎝) 뒤 운동화 끈을 매는 곳에 있다.
- **부착점:** 둘째 발가락에서 곧추 올라가 발목 앞 횡문의 중앙, 오목한 곳에 부착한다.

(5) 족삼리(합, 토)

- **혈 위치:** 슬개부 독비혈에서 3촌 아래 경골 외측으로 약 1촌 거리에서 경골과 비골의 양골 사이에 있다.
- **부착점:** 앉아서 무릎을 구부리게 한 다음 환자의 손바닥으로 슬개골을 짚게 하고 집게손가락으로 경골릉을 누른 다음 가운뎃손가락 끝이 닿는 곳에서 취한다. 이 혈은 꼭 누르면 족배동맥이 촉지되지 않는다. 손가락으로 경하게 훑어 올라가면 다소 융기 되는 곳이 촉지되는데 이 부위와 비골 소두 하단을 연결한 중간점에서 취한다.

4) 족태음비경(포인트 크롬 No.3)

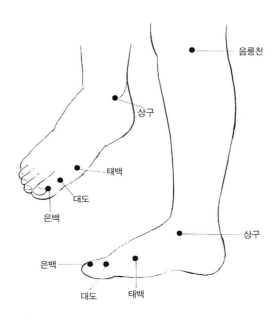

(1) 은백(정, 목)

- **혈 위치:** 엄지발가락 내측 발톱눈에서 부추 잎만큼 떨어진 곳에 있다.
- **부착점:** 엄지발가락의 내측 발톱눈에서 약 1푼(약 3㎜) 지나서 취한다.

(2) 대도(형, 화)

- **혈 위치:** 엄지발가락 내측 밑 마디의 앞에 있다.
- **부착점:** 엄지발가락 밑 마디의 앞 적백육제에서 취한다.

(3) 태백(유, 토)

- **혈 위치:** 첫 번째 중 족지절 관절의 후연이며 적백육의 경계에서 움푹 들어간 곳.
- **부착점:** 엄지발가락을 구부리면 생기는 금, 즉 대도혈에서 위로 올라가면 엄지발가락의 본절이 있는데, 높이 융기한 곳의 바로 뒤쪽에 부착한다.

(4) 상구(경, 금)

- **혈 위치:** 안쪽 복사뼈 아래에서 약간 앞에 있다. 앞의 중봉혈과 뒤의 조해혈의 중간에 있다.
- **부착점:** 복사뼈의 전하방에서 약 5푼(약 1.5㎝) 되는 곳, 발목의 횡문 끝 중봉혈과 복사뼈와의 중간 오목한 데 부착한다.

(5) 음릉천(합, 수)

- **혈 위치:** 무릎 내측에서 2촌 아래 경골 내상과 하연에 있다.
- **부착점:** 다리를 펴고 경골 내상과의 하연 오목한 곳에서 취한다(양릉천과 상대된다).

5) 수소음심경(포인트 크롬 No.1)

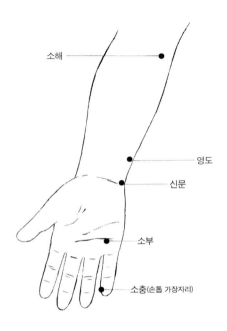

소해

영도

신문

소부

소충(손톱 가장자리)

(1) 소충(정, 목)
- **혈 위치:** 새끼손가락 배측 손톱 눈에서 부추 잎만큼 떨어진 데 있다.
- **부착점:** 새끼손가락의 안쪽 손톱눈에서 1푼(약3㎜) 떨어진 곳에 부착한다.

(2) 소부(형, 화)
- **혈 위치:** 새끼손가락 밑 마디 손바닥에서 토궁혈과 직선으로 있다.
- **부착점:** 주먹을 쥘 때 새끼손가락과 약손가락 끝이 닿는 사이에 부착한다.

(3) 신문(유, 토)
- **혈 위치:** 손목 내측, 횡문 끝, 오목한 곳이다.
- **부착점:** 손바닥을 위로 향하게 한 다음 두상골의 아래 척골 앞 오목한 곳에 부착한다.

(4) 영도(경, 금)
- **혈 위치:** 손목 손바닥 뒤에서 1촌 5푼(약4.5㎝) 올라가 있다.
- **부착점:** 손목 횡문끝 신문혈에서 1촌 5푼(약4.5㎝)을 올라가 힘줄 사이에 부착한다.

(5) 소해(합, 수)
- **혈 위치:** 주와부 전면의 내측, 상박골 내상과의 앞에 있다.
- **부착점:** 팔꿈치를 약간 굽히고 손바닥을 위로 향하게 한 다음 횡문 내측 끝에 부착한다.

6) 수태양소장경(포인트 크롬 No.2)

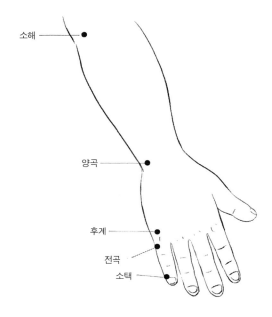

소해

양곡

후계

전곡

소택

(1) 소택(정, 금)

- **혈 위치:** 새끼손가락 끝 외측 손톱눈에서 부추 잎만큼 떨어진 곳에 있다.
- **부착점:** 새끼손가락 바깥쪽 손톱눈에서 1푼(약 3㎜) 떨어진 곳에 부착한다.

(2) 전곡(형, 수)

- **혈 위치:** 새끼손가락 밑 마디 앞, 오목한 곳에 있다.
- **부착점:** 주먹을 쥐고 새끼손가락 밑 마디 앞에 부착한다.

(3) 후계(유, 목)

- **혈 위치:** 새끼손가락의 밑 마디 뒤 오목한 곳에 있다.
- **부착점:** 주먹을 쥐고 새끼손가락 밑의 뒤 오목한 곳에 부착한다.

(4) 양곡(경, 화)

- **혈 위치:** 손목에서 척골 경상돌기의 앞 오목한 곳에 있다.
- **부착점:** 완관절을 뒤로 굽힌 다음 척골 경상돌기의 전하방 횡문 끝 오목한 곳에 부착한다.

(5) 소해(합, 토)

- **혈 위치:** 팔꿈치에서 외측으로 5푼(약 15㎜) 나가 오목한 곳이다.
- **부착점:** 팔꿈치를 구부리고 오훼돌기의 첨단 안쪽과 내상과의 사이 오목한 곳(척골 신경구에 해당)에 부착한다.

7) 족태양방광경(포인트 크롬 No.8)

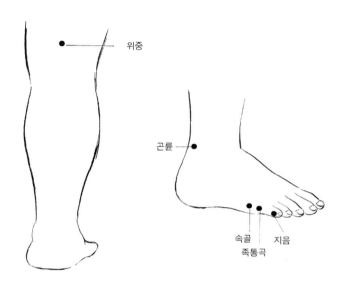

(1) 지음(정, 금)
- **혈 위치:** 새끼발가락의 외측, 발톱눈에서 부추 잎만큼 떨어진 곳에 있다.
- **부착점:** 새끼발가락의 바깥쪽, 발톱눈에서 약 1푼(약 3㎜) 되는 곳에 부착한다.

(2) 통곡(형, 수)
- **혈 위치:** 새끼발가락의 바깥쪽 밑 마디의 앞에 있다.
- **부착점:** 새끼발가락의 바깥쪽 밑 마디 앞 오므라진 곳에 부착한다.

(3) 속골(유, 목)

- **혈 위치:** 새끼발가락 외측 밑 마디 뒤, 적백육제의 오목한 곳에 있다.
- **부착점:** 새끼발가락의 바깥쪽 본절 외측 뒤 오목한 곳에 부착한다.

(4) 곤륜(경, 화)

- **혈 위치:** 바깥쪽 복사뼈의 뒤, 근골 위의 오므라진 곳에 있다.
- **부착점:** 부양혈에서 곤추 아래로 3촌(약 9㎝) 내려와 외과골 중심과 아킬레스건 사이에 부착한다.

(5) 위중(합, 토)

- **혈 위치:** 무릎 오금 가운데 횡문의 중앙, 맥이 촉지되는 곳에 있다.
- **부착점:** 엎드리게 하든지 벽을 향해 돌려 세우고 무릎 뒤 오금 중앙맥이 촉지되는 곳에 부착한다.

8) 족소음신경(포인트 크롬 No.2)

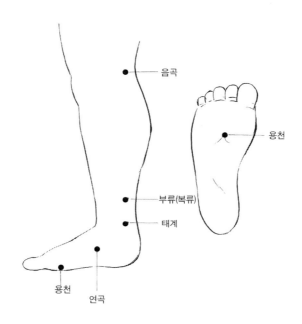

(1) 용천(정, 목)

- **혈 위치:** 발바닥의 중앙에서 약간 앞, 오므라진 곳에 있다.
- **부착점:** 발가락을 굽히고 발바닥 중앙에서 약간 앞, 오므라진 곳에 부착한다.

(2) 연곡(형, 화)

- **혈 위치:** 안쪽 복사뼈의 전하방 주상골 결절의 하연 오므라진 곳에 있다.
- **부착점:** 복사뼈의 앞 공손혈의 뒤 1촌(약 3cm) 되는 곳에 부착한다.

(3) 태계(유, 토)

- **혈 위치:** 안쪽 복사뼈의 뒤 5푼, 근골 위에서 동맥이 촉지되는 곳에 있다.
- **부착점:** 안쪽 복사뼈의 후연 근골건의 사이에서 곤륜혈과 상대되는 곳에 부착한다.

(4) 부류(복류: 경, 금)

- **혈 위치:** 안쪽 복사뼈의 후상연에서 위쪽 2촌 되는 곳에 있다.
- **부착점:** 태계혈에서 곧바로 2촌(약 6cm) 위, 교신혈에서 5푼(약 1.5cm) 뒤로 떨어진 부위에 부착한다.

(5) 음곡(합, 수)

- **혈 위치:** 무릎 안쪽 경골 내과의 뒤에 있다.
- **부착점:** 바로 앉아서 발을 내리게 한 다음 슬괵와의 횡문 내측 끝 오목한 곳, 두개의 건 사이에 부착한다.

9) 수궐음심포경(포인트 크롬 No.5)

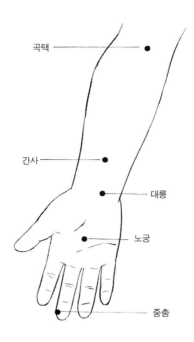

곡택

간사

대릉

노궁

중충

(1) 중충(정, 목)
- **혈 위치:** 가운데손가락 끝 손톱에서 부추 잎만큼 떨어져 있다.
- **부착점:** 가운데손가락 끝에 부착한다.

(2) 노궁(형, 화)
- **혈 위치:** 손바닥 가운데 있다.
- **부착점:** 주먹을 쥘 때, 가운데손가락과 약손가락 끝이 손바닥에 닿을 때, 두 손가락 끝이 닿는 중간에 부착한다.

(3) 대릉(유, 토)

- **혈 위치:** 손목 내측 횡문의 중간 두 힘줄 사이에 있다.
- **부착점:** 손목 횡문의 중간 두 힘줄 사이에 부착한다.

(4) 간사(경, 금)

- **혈 위치:** 손목 내측 횡문 중앙에서 5촌 올라가 있다.
- **부착점:** 손목 횡문 중앙에서(대릉혈) 3촌(약 9㎝)을 올라가 두 힘줄 사이에 부착한다.

(5) 곡택(합, 수)

- **혈 위치:** 주와의 중앙에 있다.
- **부착점:** 팔을 구부리게 한 다음 주와횡문의 가운데 이두박근건의 내연에 부착한다.

10) 수소양삼초경(포인트 크롬 No.1)

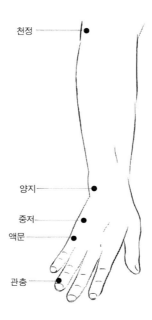

천정

양지

중저

액문

관충

(1) 관충(정, 금)

• **혈 위치:** 약손가락의 바깥쪽 손톱눈에서 부추 잎만큼 떨어져 있다.

• **부착점:** 약손가락의 바깥쪽 손톱눈에서 1푼(약3㎜) 떨어진 곳에 부착한다.

(2) 액문(형, 수)

• **혈 위치:** 손등에서 약손가락 밑 마디 앞쪽 척골측에 있다.

• **부착점:** 주먹을 쥐고 새끼손가락과 약손가락 사이 밑 마디 앞에 부착한다.

(3) 중저(유, 목)

- **혈 위치:** 손등에서 약손가락의 밑마디 뒤에 있다.
- **부착점:** 주먹을 쥐고 제4, 제5 장골 사이의 중간에서 약간 앞 액문혈에서 1촌(약 3㎝) 뒤에 부착한다.

(4) 양지(원)

- **혈 위치:** 손등 수완 관절의 중앙에 있다.
- **부착점:** 제3-4 장골의 상단 손목 가운데 약간 새끼손가락 쪽에 부착한다.

(5) 지구(경, 화)

- **혈 위치:** 양지혈에서 위로 3촌 올라가 두 근육 사이에 있다.
- **부착점:** 양지혈에서 3촌(약 9㎝) 올라가 척골 내연에 부착한다.

(6) 천정(합, 토)

- **혈 위치:** 팔꿈치에서 1촌 올라가 두 힘줄 사이에 부착한다.
- **부착점:** 팔을 굽히고 좌측은 우측을, 우측은 좌측 어깨를 짚고 척골 두에서 곧게 1촌(약 3㎝) 올라가 관절 홈에 부착한다.

11) 족소양담경(포인트 크롬 No.5)

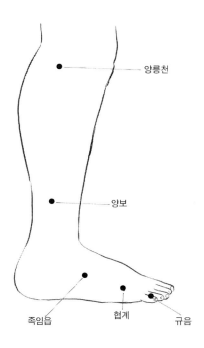

양릉천

양보

족임읍　　　협계　　　규음

(1) 규음(정, 금)
- **혈 위치:** 넷째 발가락 바깥쪽 발톱눈에서 부추 잎만큼 떨어진 곳에 있다.
- **부착점:** 넷째 발가락 외측, 발톱눈에서 옆으로 1푼(약 3㎜) 나가 부착 한다.

(2) 협계(형, 수)
- **혈 위치:** 새끼발가락과 넷째 발가락 사이 밑 오목한 곳에 있다.
- **부착점:** 넷째 발가락 외측 밑 마디의 앞 오목한 곳에 부착한다.

(3) 족임읍(유, 목)

- **혈 위치:** 협계혈에서 위로 1촌 5푼 되는 곳에 있다.
- **부착점:** 제4, 5 척골의 접합의 앞 오목한 곳에 부착한다.

(4) 양보(경, 화)

- **혈 위치:** 바깥쪽 복사뼈에서 4촌 위에 있다.
- **부착점:** 바깥쪽 복사뼈에서 4촌(약 12cm) 올라가 약간 앞으로 3푼(약 9mm) 나가서 비골과 경골 사이에 부착한다.

(5) 양릉천(근의 외혈)(합, 토)

- **혈 위치:** 외연에서 1촌 아래, 비골 소두의 앞 오므라진 곳에 있다.
- **부착점:** 앉아서 무릎을 굽히고 발을 내리게 한 다음 무릎 바깥쪽 아래 비골 소두에서 약간 전방 오므라진 곳에 취한다.

12) 족궐음간경(포인트 크롬 No.4)

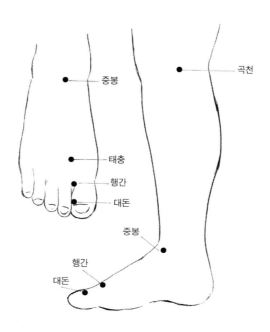

(1) 대돈(정, 목)
- **혈 위치:** 엄지발가락 바깥쪽 발톱눈에서 부추 앞만큼 떨어진 곳에 있다.
- **부착점:** 엄지발가락 바깥쪽 발톱눈에서 1푼(약 3㎜) 떨어진 곳 털 난 부분에 부착한다.

(2) 행간(형, 화)
- **혈 위치:** 엄지발가락과 둘째 발가락의 접합한 사이의 오목한 곳에 있다.
- **부착점:** 엄지발가락과 둘째 발가락의 뒤 접합부에서 뒤로 약 5푼(약 1.5㎝) 되는 곳에 부착한다.

(3) 태충(유, 토)

- **혈 위치:** 엄지발가락의 외측 본절 뒤, 행간혈 뒤 1.5촌 되는 곳에 있다.
- **부착점:** 제1, 2척골 연접부의 바로 앞 오므라진 곳에 부착한다.

(4) 중봉(경, 금)

- **혈 위치:** 안쪽 복사뼈에서 1촌 앞, 오목한 곳, 힘줄 사이에 있다.
- **부착점:** 안쪽 복사뼈에서 1촌 앞 약간 아래 해계혈과 평행으로 5푼(약 1.5cm) 되는 곳 발을 굽히고 오므라진 부위에 부착한다.

(5) 곡천(합, 수)

- **혈 위치:** 무릎의 안쪽에서 경골 결절의 위쪽 내상과의 하방에 있다.
- **부착점:** 무릎을 굽히게 한 다음 슬관절 내측의 중앙 부분, 무릎, 횡문 내측 끝의 오목한 곳에 부착한다.

오행혈중 음경은 토혈이 원혈이다. 수태음폐경 태연, 족태음비경 태백, 수소음심경 신문, 수궐음심포경 대릉, 족소음신경 태계, 족궐음간경 태충이다.

반면 양경의 원혈은 수양명대장경 합곡, 족양명위경 충양, 수태양소장경 완골, 족태양방광경 경골, 수소양삼초경 양지, 족소양담경 구허이다.

1) 합곡(원)

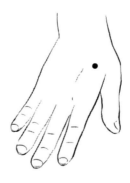

- **혈 위치:** 엄지손가락과 집게손가락이 갈라진 사이 제2장골 변연에 가깝게 있다.
- **부착점:** 엄지손가락과 집게손가락을 쭉 펴고 제1, 제2 장골이 갈라지는 앞 제2 장골의 변역에서 부착한다.

2) 충양(원)

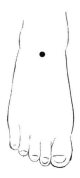

- **혈 위치:** 함곡혈의 뒤 발등에서 제일 높은 곳의 약간 앞, 동맥이 촉지 되는 곳에 있다.
- **부착점:** 발등 제2, 제3 척골이 접합한 기저부 약간 앞, 동맥이 촉지되 는 오목한 곳에서 부착한다.

3) 완골(원)

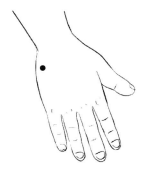

- **혈 위치:** 손등의 바깥쪽 제5 장골과 구상골의 사이 오목한 곳에 있다.
- **부착점:** 손등 바깥쪽 제5 장골과 구상골의 사이에서 부착한다.

4) 경골(원)

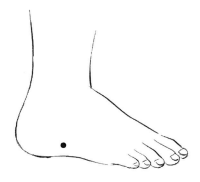

- **혈 위치:** 발 외측 제5척골돌기의 후하부, 적백육제의 오목한 곳에 있다.
- **부착점:** 발의 바깥쪽 척골돌기부의 후하부 오목한 곳에서 부착한다.

5) 양지(원)

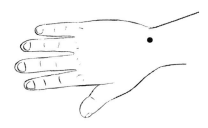

- **혈 위치:** 손등 수완 관절의 중앙에 있다.
- **부착점:** 제3, 4 장골의 상단 손목 가운데 약간 새끼손가락 쪽에서 부착한다.

6) 구허(원)

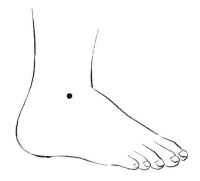

- **혈 위치:** 외과의 근처에 오목한 곳에 있다.
- **부착점:** 외과 전하측 3푼의 요함부에 부착한다.

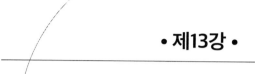

• 제13강 •

기적의
포인트 크롬 임상 사례

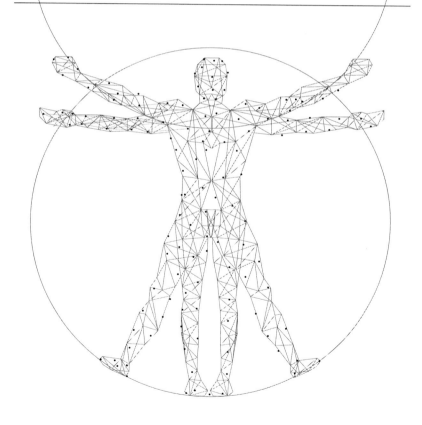

1) 현대 의학으로 본 아토피의 원인과 증상

'아토피(atopy)'란 말은 '부적당한' 또는 '특이한'이란 의미로 1925년 코카 (Coca)라는 학자가 처음으로 사용했다. 아토피 환자들은 대체로 다양한 증상들을 복합적으로 가지고 있다. 음식물이나 흡입성 물질에 대한 과민 반응으로 기관지 천식, 알레르기성 비염 등이 대표적 증상이다.

아토피성 피부염의 가장 큰 특징은 심한 가려움증을 느끼며 외부의 자극 혹은 알레르기 유발 물질에 매우 민감하게 반응한다는 점이다. 아토피는 영유아기로부터 소아 청소년기에 시작되는 만성적인 질환이다. 식생활과 주변 환경과 먹는 약에 따라 다르게 나타나기도 한다. 아토피 피부염의 발병 원인은 현대 의학에서는 환자의 유전적인 소인과 환경적인 요인, 환자의 면역학적 이상과 피부 보호막의 이상 등 여러 원인이 복합적으로 작용하는 것으로 생각하고 있다. 그러나 정확한 것은 밝혀지지 않고 일반적으로 유전학적 원인을 매우 높게 보고 환경적인 요인은 증상에 영향을 미치는 것으로 보고 있다. 그러므로 유전학적 측면 환자의 70~80%에서 아토피 질환의 가족력이 있다고 보고 있다. 부모 중 한쪽이 아토피 피부염 (atopic dermatitis)이 있는 경우 자녀들에게 나타날 확률이 약 50%로 높으며 부모가 모두 아토피인 경우에는 약 75%로 매우 높은 발병률을 보여주고 있다.

2) 아토피의 포인트 크롬 처방

(1) 1 Type
- **경락 요법**: 수태양소장경 정격, 족태양방광경 정격

(2) 2 Type
- **1 Type + 원혈 요법**: 수태양소장경, 족태양방광경

(3) 3 Type
- **2 Type + 원혈 요법**: 족궐음간경

3) 아토피 및 햇빛 알러지 치료 사례

(1) 김○○
여, 50대 초반, 화가, 몸무게 45kg, 키 160cm

① 증상
얼굴이 화끈거리고 따끔따끔하며 홍조 증상이 있고 피부결이 거칠었다.

② 시술 방법 및 결과
이 환자는 햇빛 알러지로 인한 증상을 호소. 3일 간격으로 환자의 신체 부위 좌측과 우측을 번갈아 가면서 2 Type인 '경락 요법 + 원혈 요법'으로 3회 시술한 후 피부결도 부드러워지고 증상이 50% 호전되었다. 더불어 불면증도 개선되었다.

(2) 한○○

여, 50대 초반, 미용사, 몸무게 56kg, 키 165㎝

① 증상

햇볕을 쐬면 가려움증으로 고통스러워했다.

② 시술 방법 및 결과

여름철 햇빛 알러지 환자로서 내원하기 전 한 달 전부터 얼굴, 목, 팔
이 가려워 고통을 받았다. 이틀 간격으로 환자의 신체 부위 좌측과
우측을 번갈아 가면서 아토피 처방 1 Type 시술을 2회 진행했다. 그
결과 가려움증이 완화되고 증상이 40% 호전되었다.

(3) 안○○

여, 50대 초반, 주부, 몸무게 53kg, 키 158㎝

① 증상

목에 아토피가 심해 목이 드러나는 옷도 못 입고 가려움증으로 고생
을 많이 했다. 이 환자는 얼굴과 목 주위의 아토피 치료하기 위해 오
랜 세월 여러 피부과를 전전하다 내원하였다.

② 시술 방법 및 결과

아토피 2 Type으로 시술했으며 2012년 6번 치료 후 완치되었다. 아직
도 재발 없이 건강하게 생활하고 있다.

(4) 오〇〇

여, 10대 초반, 초등학생, 몸무게 38kg, 키 145㎝

① 증상

어려서부터 아토피가 심해 피부과와 한의원을 오랜 세월 전전했다. 특히 겨울과 여름에는 증상이 악화되어 고생을 많이 했다. 얼굴과 팔 다리에 붉은 기운과 피부 트러블이 심한 환자로 비염 또한 심하여 코맹맹이 소리를 냈다. 이에 아토피 치료와 비염 치료를 병행하였다.

② 시술 방법 및 결과

아토피 처방 1 Type + 비염 처방. 10회 시술 후에 완치되었다. 6회까지는 일주일에 2번 아토피와 비염 치료를 번갈아 가며 하였고, 7회부터는 일주일에 1회 시술하였다. 치료(2011년) 후 재발 없이 옷도 마음대로 입고, 음식도 가리지 않게 되었다.

(5) 박〇〇

여, 8세, 초등학생, 몸무게 20kg, 키 125㎝

① 증상

다리에 아토피가 심해서 많이 가려워했다. 아토피 증상으로 피부가 검게 착색이 되어 여름에는 반바지도 입지 못했다.

② 시술 방법 및 결과

아토피 처방 1 Type으로 일주일에 2회씩 8회 시술로 완치되었다. 피부색이 원래의 피부색으로 돌아와 반바지도 마음대로 착용할 수 있을 만큼 완치되었다.

(6) 김○○

남, 30대 초반, 대학원생, 몸무게 85kg, 키 175cm

① 증상

10대 초반부터 얼굴이 화끈거리고, 온몸이 따갑고 가려웠으며 두피도 가려움증이 심했다. 피부과 약을 안 먹거나 바르지 않을 경우 증상이 악화되었다. 음주 후에는 증상이 더 심해졌다. 전형적인 아토피 환자로 오랜 세월 아토피로 인해 피부가 검게 착색이 되어 있었으며, 부분 부분 피부 트러블이 있었다. 가려울 때는 피가 나도록 긁었다고 한다. 심할 때는 전신에 나타났다고 하기는 하나 내원 시에는 부분 부분 피부 트러블이 있었다.

② 시술 방법 및 결과

- 1차 내원: 아토피 처방 1 Type으로 일주일 2~3회 시술했다. 10회 시술 후 착색이 연해지고 면적도 줄어들었다. 신체 일부분을 제외하고 가려움증이 거의 나타나지 않았다. 음주 후에도 다음날 얼굴이 화끈거리거나 따갑지 않았다. 10회 이후는 일주일에 2회 2주 치료, 14회부터는 일주일에 1회 시술했다. 총 16회 시술후 더 이상 증상이 나타나지 않아 시술을 종료했다.
- 2차 내원: 약 1년 후에 증상이 다시 나타나 내원했다. 아토피 처방 1 Type으로 일주일에 3회 시술을 시행, 증상이 가라앉아 시술을 중단했다.
- 3차 내원: 2차 내원 치료 종료 후 2년이 경과된 시점에서 아토피 증상이 또 나타났다. 아토피 처방 1 Type으로 일주일 2~3회 25회 시술하고 치료를 종료했다.
- 4차 내원; 3차 내원 후 2년이 지나자 재발하여 내원했다. 1 Type으

로 일주일 1회 8회 시술 후에도 증상이 호전되지 않았다. 그러나 아토피 처방 2 Type으로 시술하자마자 증상이 눈에 띠게 호전되어 아토피 처방 3 Type을 병행하여 시술했다. 총 24회 시술 후 증상이 95% 호전되어 시술을 종료했다.

(7) 박○○

남, 40대 후반, 회사원, 몸무게 75kg, 키 176㎝

① 증상

영유아기부터 우측 팔꿈치 안쪽의 피부 트러블이 심했다. 계절에 따라 증상이 심해졌다가 호전됨을 반복했다. 상황에 따라 밤새 긁다가 피가 나기도 했다.

② 시술 방법 및 결과

아토피 처방 1 Type으로 일주일 3회씩 총 4주를 시술하여 심박수가 아토피 증상 완화 수치까지 떨어져 일주일에 2회로 줄여 시술했다. 그러나 환자는 계속해서 고통을 호소했다. 아토피 처방 1 Type으로 계속 시술하였으나 호전되기보다는 피부가 갈라져 피가 옷에 묻을 정도로 증상이 심해졌다. 심박수의 수치로 생각할 때 아토피 증상이 호전이 되는 것이 일반적이었으나 이 환자는 증상이 더욱 심해져 고민 끝에 족태음비경 정격 시술을 시도했다. 그러자 증상이 호전되기 시작했다. 3주 후에는 피부가 몰라보게 깨끗해졌다. 그 후 8주 동안 주 1회씩 시술했다. 증상이 더 이상 나타나지 않아 시술을 종료했다.

치료 경험상 족태음비경 정격은 심박수가 85 이상 상태에서 시술하면 가려움증이 더욱 심해질 수 있으니 주의를 요한다.

만약 당시 아토피 처방 2 Type이나 아토피 처방 3 Type를 알았더라면 환자의 증상이 더 빨리 호전되었을 것이라고 생각된다.

⑻ 이○○

남, 18세, 고등학생

① 증상

얼굴 및 귀와 목을 포함하여 팔과 다리에 피부 트러블이 심해 수시로 긁적거렸다.

② 시술 방법 및 결과

여름 방학 중 찾아온 고등학교 1학년 환자로 사는 곳은 서산이었다. 방학 중에는 일주일에 2~3회, 학기 중에는 일주일에 1회 아토피 처방 1 Type으로 시술했다. 2개월이 지나면서 조금씩 호전되었으나 그 후에는 별다른 차도가 보이지 않고 혈압과 심박수도 오르내림을 반복했다. 9개월이 지나면서 몸 상태는 안정을 찾고 혈압과 심박수도 아토피 환자의 호전 수치까지 떨어졌다. 11개월부터는 아토피 증상이 점진적으로 소진되기 시작하여 1년 정도 지나면서 시술을 종료하였다.

이 환자도 그 당시 아토피 처방 2 Type이나 3 Type으로 시술하였다면 보다 빠른 효과를 볼 수 있었을 것으로 생각한다.

초기 아토피 환자 치료 실패 이유는 아토피 환자를 경락병으로만 생각하고 경락 요법으로 치료하였기 때문이다. 하지만 어떤 환자는 치료가 되고, 또 다른 환자는 치료가 되지 않았다. 연구를 통해 기와 경락은 상관관계가 있다는 사실을 깨달았다. 기와 경락에 문제가 생긴 것을 '혼합병'이라고 명명했다. 혼합병은 경락과 기를 동시에 시술해야 효과를 볼 수 있다.

1) 현대 의학으로 본 만성 비염의 원인과 증상

비염은 비강을 덮고 있는 점막의 염증성 질환을 말한다. 주요 증상은 코 막힘, 콧물, 기침, 재채기, 후각 소실, 후비루(後鼻漏)[18] 등이 있다.

비염의 원인은 매우 다양하며 복합적이다. 임상 양상에 따라 급성, 만성, 위축성으로 나누기도 한다. 비염의 한 가지 종류인 만성 비염(Chronic Rhinitis) 역시 다양한 원인에 의해 발생하며, 크게 감염성과 비감염성으로 나눌 수 있다. 세균에 의해 발생하는 만성 감염성 비염은 급성 비염(감기)에 대한 치료가 불완전하여 반복적으로 발생하는 경우나 부비동염이나 반복적인 편도선 염증으로 인한 비염이 오래 지속되는 경우 혹은 전신적인 영양 상태가 불량한 경우 등에 발생할 수 있다. 비감염성 만성 비염은 자율신경계의 불균형, 호르몬 이상, 약물, 정서 불안, 비강 구조 이상 및 비강종양에 의해 나타날 수 있다.

만성 비염은 다양한 증상을 동반한다. 그중에서 가장 많이 나타나는 증상은 만성 콧물이며, 이 밖에도 코막힘, 재채기, 가려움증 등이 있다. 염증이 지속되어 비점막의 신경이 노출되면서 발작성 재채기를 일으키기도 하며, 후각 소실이나 후각 감퇴가 나타날 수도 있다.

(1) 알레르기성 비염과 과민성 비염

알레르기성 비염은 맑은 콧물, 코막힘 및 재채기의 3대 증상과 눈을 포함한 코 주위의 가려움증 등을 특징으로 하는 코 질환으로서 기관지 천

---

18) 코 뒤로부터 아래쪽으로 점액이 내려가 목에 걸려 있다는 느낌을 말한다.

식, 아토피성 혹은 알레르기성 피부염과 같이 항원이라는 원인 물질에 의해 유발된다. 항원은 유전적인 요소와 꽃가루, 집먼지 진드기, 동물 털, 곰팡이류나 음식물 등 다양하며 현재 집먼지 진드기에 의한 알레르기성 비염이 증가하고 있는 추세이다.

(2) 비후성 비염(肥厚性 鼻炎)

만성적인 비강 내의 자극 인자에 의하여 콧속의 살이 부어올라 숨을 잘 쉬지 못하는 경우가 있다. 원인으로는 만성적인 비염과 부비동염(축농증), 약제의 남용이나 부작용, 대기오염, 직업, 기후 등이 있으며 원인에 따라 적절한 치료를 해야 한다.

(3) 비중격만곡증

비강을 좌우 양측으로 나누어 주는 물렁뼈와 뼈로 이루어진 구조를 비중격이라고 한다. 정상적인 비중격은 휨 없이 수직 상태를 이루고 있으나 때로는 어느 한쪽으로 휘어 있는 경우가 있다. 이를 비중격 만곡증이라고 하며 이로 인하여 휜쪽의 코가 막히게 되며 좌우 번갈아 코막힘을 느끼게 된다. 비중격 만곡증에 의한 만성적인 코막힘은 만성 비염과 부비동염을 속발시키기도 한다. 후비루는 만성 부비동염(축농증)의 대표적인 증상이다.

현대 의학에 만성 비염의 치료가 잘 되지 않은 원인은 근본적인 치료가 이루어지지 않기 때문이다. 포인트 크롬에서는 코 주변으로 흐르는 경락의 성질이 바뀌어서 비염을 일으킨다고 보았다. 따라서 코 주변을 흐르고 있는 경락의 본래의 성질을 찾아줌으로써 근본적인 치료가 가능하다. 만성 비염은 원인에 따라서 양증과 음증으로 구분하여 시술해야 한다.

2) 비염의 포인트 크롬 처방

(1) 1 Type

- **경락 요법**: 수태음폐경 정격, 수양명대장경 정격, 족소음신경 정격, 족양명위경 승격

(2) 2 Type

- **1 Type + 원혈 요법**: 수태음폐경, 수양명대장경, 족소음신경, 족양명위경

3) 축농증 및 알레르기성 만성 비염 치료 사례

(1) 김○○

남, 초등학생

① 증상

늘 코가 막히고 콧물이 줄줄 흘러서 아이들의 놀림을 받을 정도였다. 봄과 가을에는 증상이 더 악화되었다.

② 시술 방법 및 결과

비염 치료 1 Type으로 2주 동안은 3회씩 시술하고, 증상이 호전된 3주차부터는 주 2회 시술, 총 10회에 완치하였음. 그해 가을에 다시 재발하여 1 Type으로 주 2회 8회 시술 후 완치. 5년째 재발없이 건강함.

(2) 이○○

여, 40대 중반, 주부

① 증상

축농증 증세가 있었다.

② 시술 방법 및 결과

비염 치료 1 Type으로 날마다 좌우 번갈아 시술했다. 10회 시술 후 완치되었다. 4년째 재발되지 않았다.

포인트 크롬 요법

3 강직성 척추염

강직성 척추염(Ankylosing Spondylitis)이란 만성 관절염과 유사한 증상을 보이는 특이한 관절염의 하나이다. 여름에는 비교적 통증이 덜하나 환절기나 겨울에는 통증이 심해 거동이 불편해진다. 초기에 무릎 및 골반 주위의 천장관절 또는 고관절 쪽에 통증이 발생해서 절뚝거리다가 다양한 검사 후, 강직성 척추염이라는 진단을 받게 된다. 강직성 척추염은 고관절 및 천장관절부터 시작하여 척추를 타고 주변 근육이 돌처럼 굳어지는 척추 질환이다. 희귀성, 난치성 만성 자가 면역 질환이며, 척추 질환 중 가장 무서운 질환이다. 1천 명 당 1명꼴로 발병하고 완치 방법은 없다. 아직 정확한 원인은 밝혀지지 않았지만 유전적 연관이 있다고 알려져 있다.

보통 10대부터 증상이 나타나기 시작하여 일반적으로 40대가 되면 진행이 멈춘다. 별다른 조치 없이 병이 오래 진행되면 염증으로 인해 뼈가 녹아내렸다가 다시 붙어서 굳어 버리는 대나무 척추(bamboo spine) 현상을 초래한다. 합병증으로는 눈의 포도막염, 전립선염, 대동맥판막부전증, 심전도 장애, 염증성 장질환 등이 있다.

포인트 크롬 요법에서는 강직성 척추염을 자가 면역 질환으로 보았다. 이는 자율신경과 밀접한 관계를 가지고 있으므로 수소양삼초경과 족태양방광경을 중심으로 수양명대장경과 수태양소장경으로 시술한다. 강직성 척추염은 자가 면역 질환으로 만성 다발성 관절염으로 생각하여 경맥 중 가장 차가운 성질을 띠고 있는 족태양방광경과 수양명대장경을 사용하여 체내에 흐르고 있는 열독을 치며 수태양소장경으로 혈액의 염증을 치료한다. 또한 족태양방광경은 유주상 척추를 중심으로 경락이 지나간다. 강직성 척추염은 골반을 중심으로 척추를 타고 경추(목)까지 증상이 나타나므로 방광경락을 사용한다. 이와 같은 처치는 수양명대장경의 성질 중에 송곳과 같이 구멍을 뚫은 에너지가 있기 때문이다.

1) 강직성 척추염의 포인트 크롬 처방

(1) 1 Type
- **경락 요법**: 수양명대장경 정격, 수태양소장경 정격, 족태양방광경 정격, 수소양삼초경 정격
- **원혈 요법**: 수양명대장경, 수태양소장경, 족태양방광경, 수소양삼초경

2) 강직성 척추염 치료 사례

(1) 김○○
남, 40대 중반, 회사원

① 증상
척추는 대나무처럼 굳어서 구부러지지 않아 몸을 가누기가 힘들었다. 발병한지 20년 정도됐다.

② 시술 방법 및 결과
지압이나 다른 수기 요법으로 시술을 하여도 별다른 차도가 없어 15회 시술 후 치료 종료했다. 포인트 크롬을 좀 더 일찍 개발하였다면 도움이 되었을 거라고 생각하여 아쉬움이 남는 환자이다.

(2) 박○○

남, 30대 초반, 판매사원

① 증상

처음 본 연구소에 내원했을 때, 강직성 척추염의 합병증으로 목이 뒤로 꺾여 목 디스크 증상을 보였다. 천장 관절 주변부터 척추를 타고 굳어진 상태였다.

② 시술 방법 및 결과

1년 6개월 동안 꾸준히 수기 치료를 통해 증상이 호전되어 결혼 후, 시술을 종료했다. 이 환자에게도 포인트 크롬 요법을 시술했다면 보다 환자의 통증을 좀 더 빨리 줄여줄 수 있었을 것이라 생각한다.

(3) 윤○○

남, 20대 중반, 대학생

① 증상

강직성 척추염 환자였으나 상태가 양호했다. 계절에 따라 천장 관절 및 고관절과 부분부분 흉추 및 경추에 통증을 호소했다.

② 시술 방법 및 결과

증상이 나타날 때마다 포인트 크롬으로 시술했으며 이후 통증이 소실되었다. 시술 후, 10년 가까이 증상이 진행되지 않았다.

4 여성 갱년기 증후군

갱년기는 여성 갱년기와 남성 갱년기로 구분할 수 있다. 여성 갱년기는 완경과 함께 난소 기능 저하로 여성 호르몬의 분비량이 줄어 나타나는 현상이다. 이러한 시기에 나타나는 증상을 갱년기 증후군이라 한다. 가장 대표적인 증상은 얼굴과 목이 붉어지는 안면홍조와 열감이다. 이외에도 수면 부족, 노인성 질염, 성교 곤란증, 냉 및 질 출혈, 요실금(절박성 요실금, 복압성 요실금, 혼합성 요실금) 증상, 집중력 감퇴, 전신 무력증, 고독감, 위장 장애, 우울증, 불안 초조, 번열, 다한증(땀), 현기증, 두통, 불면증, 감정 변화, 이명, 피부 및 골관절계의 이상 등의 증상이 나타나기도 한다.

1) 여성 갱년기 증후군의 포인트 크롬 처방

(1) **1 Type**
- **경락 요법**: 족소음신경 정격, 수양명대장경 정격, 수태음폐경 정격

(2) **2 Type**
- **원혈 요법**: 족소음신경, 수양명대장경, 수태음폐경

(3) **3 Type**
- **1 Type + 2 Type + 추가 경락 요법**: 족태양방광경 정격, 족소양담경 정격, 수태양소장경 정격

(4) **4 Type**

- •**3 Type + 기경8맥 요법**: 양교맥(신맥보), 독맥(후계사)

증상에 따라 경락 요법과 원혈 요법을 12경락에서 가감할 수 있다.

5 남성 갱년기 증후군

    남성 갱년기(andropause 또는 viropause)는 성 호르몬인 테스토스테론의 감소로 여러 증상이 나타나는 시기를 의미한다. 남성 갱년기 증상은 성생활과 관련된 증상이 많다. 성욕 감퇴, 발기부전, 성관계 횟수 감소 등 등. 이외에도 원인을 알 수 없는 무기력감, 만성 피로, 집중력 저하, 우울증, 자신감 상실, 복부비만, 체모의 감소, 근력 저하, 관절통, 피부 노화, 안면 홍조, 심계항진, 발한, 소화 장애, 식욕 부진, 현기증, 기억력 감퇴, 불면증, 강박관념, 두통, 하복통, 요통, 이명, 혈압상승, 열감, 신경과민 등이 나타나기도 한다. 극히 일부에서는 골대사의 저하로 골다공증이 생길 수도 있다.

1) 남성 갱년기 증후군의 포인트 크롬 처방

(1) 1 Type
- **경락 요법**: 족소음신경 정격, 족소양담경 정격, 수양명대장경 정격
- **원혈 요법**: 족소음신경, 족소양담경, 수양명대장경

증상에 따라 경락 요법과 원혈 요법을 12경락에서 가감할 수 있다.

6 섬유근육통 증후군

　섬유근육통 증후군(fibromyalgia syndrome)은 체력과 면역력이 떨어지면서 나타나는 만성 전신성 통증 질환으로서 만성 피로감, 수면장애, 우울증 등을 동반하는 일종의 유사 자가 면역 질환이다.

　섬유근육통 증후군의 원인은 정확히 밝혀지지 않았다. 면역체계의 이상과 수면 장애, 스트레스와 불규칙적인 생활 습관의 반복, 감염증과 같은 내과적 질환 및 수술 등에 의해 유발되기도 하는 것으로 추정된다. 또한 통증을 조절하는 중추 신경계의 이상, 신경전달물질(세로토닌)의 이상, 자율신경계의 이상, 근육과 힘줄에 미세한 외상, 정신적 스트레스, 충격 등도 영향을 미치는 것으로 보고 있다.

　섬유근육통 증후군은 만성 피로 증후군과 근막통증 증후군과 유사한 점이 많으나 가장 특징적이고 흔한 증상이 근육통으로써 목이나 어깨의 통증으로 시작해서 다른 부위로 통증이 퍼져 가는 양상을 띠며 주로 관절 주위에 통증을 느끼지만 관절의 병변은 없다.

　그 밖의 증상으로 두통이 비교적 흔하게 나타나는데, 대개의 경우 근육에서 유발되는 긴장성 두통(tension headache)이나 편두통으로 나타난다. 방광의 기능 장애로 빈뇨나 아랫배 불편감이 나타날 수 있다. 변비가 있거나 과민성 대장 증후군 증상과 같이 신경만 쓰면 변이 묽어지거나 설사를 하는 경우도 있으며 손발이 저리고 감각이 둔해지는 느낌을 받기도 한다. 때에 따라서는 악관절의 통증을 느끼기도 하며 어지럼증이나 팔다리 경련 혹은 복부 경련 등의 증상, 심박동수의 증가로 인해 어지럼증으로 실신을 하는 경우도 있다.

1) 섬유근육통 증후군의 포인트 크롬 처방

3회 정도 경락 요법으로 족궐음간경 정격 시술 후, 1 Type을 시행한다.

(1) 1 Type
- **경락 요법**: 족소음신경 정격, 수태양소장경 정격, 수양명대장경 정격, 족태양방광경 정격
- **원혈 요법**: 족소음신경, 수태양소장경, 수양명대장경. 족태양방광경

증상에 따라 경락 요법과 원혈 요법을 가감할 수 있다.

7. 과민성 대장 증후군

    과민성 대장 증후군은 반복적 설사와 변비 등의 배변 장애와 간헐적인 복통이 주된 증상이다. 이전에는 과민성 대장 증후군으로 불러 왔으나, 대장뿐 아니라 소장(때로는 위까지)을 포함한 소화관의 기능 장애에 의한 것으로 보면서 지금은 세계적으로 과민성 장 증후군(IBS: Irritable Bowel Syndrome)으로 부르고 있다. 생활 습관, 스트레스와 특정한 음식으로 인해 증상이 악화될 수 있다.

1) 과민성 대장 증후군의 포인트 크롬 처방

(1) 1 Type
- **경락 요법**: 수양명대장경 정격, 족소음신경 정격, 수태음폐경 정격, 수태양소장경 정격

(2) 2 Type
- **1 Type + 원혈 요법**: 수양명대장경, 족소음신경, 수태음폐경, 수태양소장경

8 변비

변비란 대장 연동 운동의 저하로 원활한 배변을 하지 못하는 질환으로 배변이 1주일에 2회 미만이거나, 배변 시 굳은 변을 보며 통증이나 출혈이 동반되는 경우라면 변비로 진단한다. 변비의 종류에는 기능성 변비, 기질성 변비, 만성 변비, 소아 변비 등이 있다. 변비가 생기는 원인은 매우 다양하다. 크게 기질적인 원인과 기능적인 원인으로 나눌 수 있다. 기질적인 원인은 암, 장폐색, 내분비 질환, 신경 질환, 아교질 혈관 질환, 유전적 신경근육 질환 등이 있으며 약물 복용이 잦아지면서 약물에 의한 변비도 있다.

그 외의 것을 기능성 변비라고 한다. 특히 식이섬유 부족으로 인한 변비, 여러 가지 복합적인 기능 이상인 과민성 장 증후군, 대장운동 장애로 인해 통과형 변비 등이 있다.

1) 변비의 포인트 크롬 처방

(1) 1 Type
- **경락 요법**: 수태음폐경 정격, 수양명대장경 정격, 족태음비경 정격
- **원혈 요법**: 수태음폐경, 수양명대장경, 족태음비경

9 설사

　설사(泄瀉)는 변이 무르고 물기가 많은 상태로 배설되는 것으로 배변의 횟수가 하루 3회 이상이거나 대변의 무게가 200g 이상인 경우를 설사로 정의하고 있다. 설사는 세균이나 박테리아에 의한 급성 염증으로 발생할 수도 있으나 염증성 장질환 등 만성 염증에 의해서도 발생한다. 또한 특별한 이유 없이 최소 3개월 이상의 설사가 지속되면 기능성 설사라고 하는데, 과민성 장 증후군의 설사형이 대표적인 기능성 설사에 속한다.

1) 설사의 포인트 크롬 처방

(1) 1 Type
- **경락 요법**: 수양명대장경 정격, 족양명위경 정격, 족태음비경 승격
- **원혈 요법**: 수양명대장경, 족양명위경

(2) 2 Type(염증성 설사인 경우)
- **1 Type + 경락 요법**: 수태양소장경 정격
- **원혈 요법**: 수태양소장경

심장의 펌프 작용으로 혈액이 혈관 벽에 미치는 압력을 혈압(blood pressure, 血壓)이라고 한다. 인간의 경우 혈압은 일반적으로 상완동맥(上腕動脈) 또는 대퇴동맥(大腿動脈) 위에서 간접적으로 측정된다. 최고(수축) 혈압은 정상인 경우 약 120mmHg(140~100mmHg)로 심실 수축 시에 발생하며, 최저(이완) 혈압은 보통 약 80mmHg(100~60mmHg)로 심실이 이완되는 동안에 생긴다.

고혈압이 지속되면 간, 신장, 뇌와 같은 기관의 소동맥(모세혈관으로 이어지는 동맥의 마지막 가지)에 손상이 생길 수 있고, 심장이 지나치게 많은 일을 해서 약해질 수도 있다. 고혈압으로 인해 발생하는 중요한 위험은 울혈성심부전(鬱血性心不全)이나 신부전, 뇌출혈발작 증후군 등이다. 고혈압은 아무런 자각 증상이 없이 몇 년씩 지낼 수도 있기 때문에 소리 없는 살인자라고도 한다.

1) 고혈압의 포인트 크롬 처방

(1) 1 Type
- **원혈 요법**: 수궐음심포경, 족소음신경, 족태음비경, 족태양방광경

(2) 2 Type
- **경락 요법**: 족태양방광경 정격, 수태음폐경 승격, 족태음비경 승격
- **원혈 요법**: 수궐음심포경, 족소음신경, 족태음비경, 족태양방광경

11 저혈압

고혈압과는 달리 저혈압은 어느 정도 이하의 혈압이라고 정확히 규정할 수 없다. 일반적으로 혈압이 90/60㎜Hg 이하인 경우를 저혈압이라고 한다. 또한 기립성 저혈압은 누웠다가 일어날 때 수축기 혈압이 20㎜Hg, 확장기 혈압이 10㎜Hg 이상 떨어지는 경우로 정의한다.

실제 측정한 혈압이 저혈압 기준에 속하여도 어지러움 등의 증상을 호소하지 않는 경우에는 특별한 치료가 필요하지 않다. 그러나 심한 출혈 등으로 인하여 일어나는 저혈압의 경우는 즉각 치료가 필요하다.

기립성 저혈압 환자의 경우에는 몇 가지 사항을 주의하면 위험을 예방할 수 있다. 평소 식사를 할 때 위장 장애가 초래되지 않는 범위에서 염분 섭취를 늘리고, 취침 시 머리와 상체를 약간 높게 하고 아침에 갑작스럽게 일어나지 않도록 하며 장시간 서 있을 때는 다리 정맥혈의 정체를 막기 위해 탄력 있는 스타킹을 신는 것이 좋다.

1) 저혈압의 포인트 크롬 처방

(1) 1 Type
- **경락 요법**: 수태음폐경 정격, 족소음신경 정격, 수소음심경 정격, 수태양소장경 승격, 족태양방광경 승격, 수소양삼초경 정격
- **원혈 요법**: 수태음폐경, 족소음신경, 수소음심경, 수태양소장경, 족태양방광경, 수소양삼초경

신증후군(Nephrotic syndrome)은 신장의 사구체를 이루는 모세혈관에 이상이 생겨 소변을 통해 단백뇨가 나오는 증상이다. 소변 속에서 거품과 더불어 3+ 또는 4+ 이상 단백뇨가 검출되면 신증후군으로 진단한다. 신증후군의 발생 기전은 아직 잘 알려져 있지 않다.

가장 흔히 알 수 있는 증상은 부종, 즉 몸이 붓는 것이다. 처음에는 눈꺼풀이 붓는 정도여서 그냥 지나치기 쉽지만 다리와 발등에 부종이 나타나서 신발을 신을 수 없게 되거나 다리에 양말 자국이 나기도 한다. 심해지면 복부와 폐에도 물이 차서 복부 팽만감, 기침, 가래, 호흡 곤란 등이 일어나게 된다. 소변 중에 단백질의 양이 많으면 배설한 소변에 거품이 생겨 잘 사라지지 않기도 한다.

1) 신증후군의 포인트 크롬 처방

(1) 1 Type
- **경락 요법**: 족소음신경 정격, 족태양방광경 정격, 수태양소장경 정격, 수태음폐경 정격
- **원혈 요법**: 족소음신경, 족태양방광경, 수태양소장경, 수태음폐경

(2) 2 Type
- **1 Type + 기경8맥 요법**: 음교맥(조해보), 임맥(열결사)

신증후군 환자의 키 성장이 원활하지 않을 때는 추가로 신체 경락도 함께 시술한다.

13 요실금

요실금(Urinary incontinence)은 자신의 의지와는 상관없이 소변이 흐르는 증상이다. 재채기를 하거나 크게 웃을 때, 뛰거나 줄넘기 등 운동을 할 때 소변이 흐른다.

요실금은 아이를 낳거나 난산 등으로 방광을 지지하는 골반 근육이 느슨해지거나 신경이 손상되는 경우를 비롯해 기타 다양한 원인으로 발생한다.

1) 요실금의 종류

(1) 복압성 요실금

기침이나 재채기, 줄넘기 등 배에 힘이 들어가 복압이 올라갈 때 소변이 흘러나오는 현상이다. 임신과 출산으로 방광과 요도를 지지하는 골반저근이 약화되어 발생하는 경우가 가장 많다.

(2) 절박성 요실금

갑자기 소변이 마려운 느낌이 있으며 소변을 참을 수 없어 화장실에 가는 도중이나 미처 속옷을 내리기도 전에 소변이 흘러나오는 경우를 말한다.

(3) 복합성 요실금

복압성 요실금과 절박성 요실금이 혼합된 형태로서 복압성 요실금이 있는 경우 약 30%에서는 절박성 요실금이 같이 올 수 있다.

2) 요실금의 포인트 크롬 처방

(1) 1 Type
- **경락 요법**: 족소음신경 정격, 족태양방광경 정격, 족양명위경 정격, 수양명 대장경 정격, 족궐음간경 승격
- **원혈 요법**: 족소음신경, 족태양방광경, 족양명위경, 수양명대장경, 족궐음간경

14 부정맥

　일반적으로 부정맥(Cardiac Arrhythmias)이란 흔히 맥박이 불규칙하게 뛰는 것을 말한다. 그러나 부정맥이란 불규칙한 맥뿐 아니라 빠른 빈맥과 느린 서맥을 포괄적으로 일컫는 용어이다. 사람의 맥박 수는 심장의 박동을 나타내는 것으로 안정 시 50~80회 내외이고, 운동 시에는 최고 170~180여 회까지도 증가한다.

1) 부정맥의 포인트 크롬 처방

(1) 1 Type 빈맥일 때
- **경락 요법**: 수태양소장경 정격, 족태양방광경 정격, 수소양삼초경 정격
- **원혈 요법**: 수태양소장경, 족태양방광경, 수소양삼초경, 수태음폐경

(2) 2 Type 서맥일 때
- **경락 요법**: 수태양소장경 승격, 족태양방광경 승격, 수소음심경 정격, 족소음신경 정격, 수소양삼초경 정격
- **원혈 요법**: 수태양소장경, 족태양방광경, 수소음심경, 족소음신경, 수소양삼초경, 수태음폐경

(3) 3 Type 맥이 불규칙하게 뛸 때
- **경락 요법**: 수소음심경 정격, 족소음신경 정격
- **원혈 요법**: 수소음심경, 족소음신경, 수태음폐경

빈맥과 불규칙한 맥이 같이 있을 때는 1 Type과 3 Type을 같이 사용하며 서맥과 불규칙한 맥이 같이 있을 때는 2 Type과 3 Type을 같이 사용한다.

1) 감기의 포인트 크롬 처방

⑴ 1 Type

- **경락 요법**: 수태음폐경 정격, 수양명대장경 정격, 족소음신경 정격, 족양명위경 승격
- **원혈 요법**: 수태음폐경, 수양명대장경, 족소음신경, 족양명위경

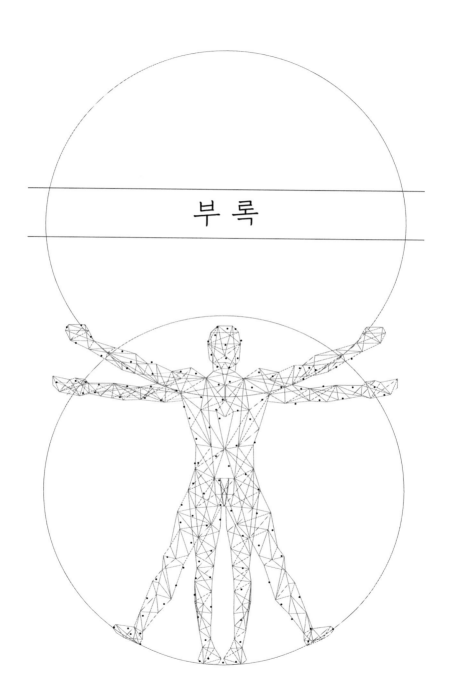

부 록

1. 자율 신경계(척수신경)

- C는 경추(목뼈), T는 흉추(등뼈), L은 요추(허리뼈)
- C1-C4 척수신경: 목의 근육을 움직여 머리의 운동에 관여하는 척수신경
- C3~C5 척수신경: 횡격막의 운동을 담당
- C5~T1 척수신경; 팔의 운동을 담당
- C5~C6 척수신경: 상완 이두근(위팔 두 갈래 근) 반사에 관여
- C6~C8 척수신경: 상완 삼두근(위팔 세 갈래 근) 반사에 관여
- T1~T12 척수신경: 동체의 운동을 담당
- T6~T7 척수신경: 위쪽 복부천부 반사
- T8~T9 척수신경: 중간쪽 복부천부 반사
- T10~T12 척수신경: 아래쪽 복부천부 반사
- T12~L2 척수신경: 고환 올림근 반사에 관여
- T12~L2, S2~S4 척수신경: 방광 반사에 관여
- L1~L2 척수신경: 사정 평활근
- L1~S2 척수신경: 다리의 운동을 담당
- L2~L4 척수신경: 무릎 반사에 관여
- L5~S2 척수신경: 아킬레스 힘줄 반사, 발목 반사와 발바닥 반사에 관여
- S2~S4 척수신경: 음경의 발기를 담당
- S3~S4 척수신경: 골격근 담당

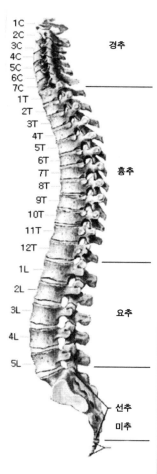

척추	부위
1C	머리로의 혈액 공급, 뇌하수체선, 두피, 얼굴뼈, 뇌, 내이와 중이, 교감신경계
2C	눈, 시신경, 청신경, 정맥, 혀, 이마
3C	뺨, 외이, 얼굴뼈, 치아
4C	코, 입술, 입, 구씨관(유스타키씨관)
5C	성대, 인두
6C	목근육, 어깨, 편도선
7C	갑상선, 어깨의 활액낭, 팔꿈치
1T	손, 손목, 손가락을 포함하는 팔꿈치 아래와 팔 부분, 식도와 기관지
2T	심장, 관상동맥
3T	폐, 기관지, 늑막, 흉부
4T	쓸개
5T	간, 태양신경총, 혈액순환
6T	위
7T	췌장
8T	비장
9T	신장과 부신선
10T	신장
11T	신장, 요관
12T	소장, 임파순환
1L	대장
2L	충양돌기, 복부, 다리 윗부분
3L	생식기, 자궁, 방광, 무릎
4L	전립선, 아래 등쪽의 근육, 좌골신경
5L	다리 아랫부분, 발목, 발
선추	좌골, 엉덩이
미추	직장, 항문

2. 척추의 부정렬과 신경선이 영향을 미치는 부위와 증상

척추는 목뼈, 등뼈, 허리뼈, 천골, 꼬리뼈로 나누어져 있고, 척추의 C, T, L은 영어 이름의 첫 글자를 표시한 것이다.

1) 경추(목뼈, cervical vertebrae) 이상

(1) 경추 C1
- 부위: 뇌혈액공급로, 뇌하수체전엽, 두피, 얼굴뼈, 뇌, 외이 및 중이, 교감신경계통
- 증세: 두통, 불안, 불면증, 만성감기, 고혈압, 편두통, 신경쇠약, 건망증, 만성피로, 현기증, 정신병, 신경과민, 구역질, 소아마비, 뇌전증(간질)

(2) 경추 C2
- 부위: 눈, 시신경, 청각신경, 부비동, 가슴뼈, 혀, 앞이마, 유양돌기골
- 증세: 부비강 질환(축농증, 비염), 알레르기, 사시, 귀먹음, 안 질환, 귀통증, 졸도, 난시

(3) 경추 C3
- 부위: 볼, 외이, 얼굴뼈, 안면신경, 삼차신경, 제5뇌신경
- 증세: 신경통, 신경염, 발진, 여드름, 습진, 협심증, 불안, 초조

(4) 경추 C4
- 부위: 코, 입술, 입, 유스타키오관
- 증세: 청각 상실, 아데노이드(선양증식증), 목 하부 및 어깨 통증

(5) 경추 C5
- 부위: 성대, 인후선, 인두
- 증세: 후두염, 목 쉼, 목 쓰라림, 편도선염, 목, 어깨 통증

(6) 경추 C6

- 부위: 목 근육, 어깨, 편도선
- 증세: 목 경직, 상박부 통증, 팔 윗부분 통증, 편도선염, 백일해, 폐렴, 크루푸성 후두염, 질식성 호흡 곤란, 후두경련, 목이 뻣뻣함

(7) 경추 C7

- 부위: 갑상선, 어깨 안의 점액낭, 팔꿈치
- 증세: 점액낭염, 감기, 갑상선 이상, 등 윗쪽 통증

2) 흉추(등뼈, Thoracic Vertebrae) 이상

(1) 흉추 T1

- 부위: 손을 포함한 팔꿈치 아래 팔부분, 팔목, 손가락, 식도, 기관지
- 증세: 천식, 기침, 호흡곤란, 숨 가쁨, 팔아래 전완부분 및 손의 통증

(2) 흉추 T2

- 부위: 심장(판막 및 피복포함), 관상동맥
- 증세: 심장 기능 이상 및 심장병 흉부 이상(앞가슴 쪽)

(3) 흉추 T3

- 부위: 폐, 기관지, 늑막, 가슴, 흉부, 유두
- 증세: 기관지염, 늑막염, 폐렴, 충혈, 인플루엔자, 유행성감기

(4) 흉추 T4

- 부위: 담낭, 전신의 관, 총담관
- 증세: 담낭 질환, 황달, 대상포진

(5) 흉추 T5
  - 부위: 간, 태양신경총, 혈액, 복강신경
  - 증세: 간의 모든 질환, 고열, 열병, 저혈압, 빈혈증, 혈액순환 장애, 관절염

(6) 흉추 T6
  - 부위: 위장
  - 증세: 위장 장애, 신경성 위장 질환, 소화불량증, 속 쓰림, 가슴앓이

(7) 흉추 T7
  - 부위: 췌장, 십이지장
  - 증세: 위궤양, 위염, 당뇨

(8) 흉추 T8
  - 부위: 비장, 횡격막
  - 증세: 딸꾹질

(9) 흉추 T9
  - 부위: 부신 및 신장
  - 증세: 알레르기, 담마진, 두드러기

(10) 흉추 T10
  - 부위: 신장
  - 증세: 신장 질환, 동맥경화, 만성 피로, 신장염, 신우염, 요통

(11) 흉추 T11
  - 부위: 신장, 수뇨관
  - 증세: 여드름, 발진, 습진, 종기 등의 피부 질환

포인트 크롬 요법

(12) 흉추 T12
- 부위: 소장, 임파액 순환계통
- 증세: 류머티즘, 장질환, 불임증

3) 요추(허리뼈, lumbar vertebrae) 이상

(1) 요추 L1
- 부위: 대장, 결장, 서혜부, 사타구니
- 증세: 변비, 대장염, 이질, 설사, 탈장

(2) 요추 L2
- 부위: 맹장, 복부, 넓적다리
- 증세: 경련, 호흡 곤란, 산독증, 정맥절, 또는 정맥 유출

(3) 요추 L3
- 부위: 성기, 자궁, 방광, 무릎, 난소, 고환
- 증세: 방광 질환, 생리불순, 생리통, 유산, 야뇨증, 임포텐스, 갱년기 증세, 무릎 통증

(4) 요추 L4
- 부위: 전립선, 등아래 부위근육, 좌골신경, 허리근육
- 증세: 좌골 신경통, 요통, 배뇨 곤란, 배뇨 시 통증, 빈뇨, 요통, 배통

(5) 요추 L5
- 부위: 무릎 아래 다리, 발목, 발, 발바닥
- 증세: 다리 혈액 순환 장애, 발목 부종, 발목 허약 및 통증

4) 골반(Pelvis) 부위 이상

(1) 천골(엉치뼈, sacrum)
- 부위: 엉덩이 뼈, 엉덩이
- 증세: 천장골 질환, 척추 만곡

(2) 미골(꼬리뼈, coccyx)
- 부위: 직장, 항문
- 증세: 치질, 치루, 항문 소양증, 착석 시 미골 통증

3. 스테로이드

1) 스테로이드 약물 부작용

(1) 혈압 상승

(2) 식욕 증가: 음식을 과량 섭취할 수 있으므로 식이조절이 필요하다.

(3) 외모의 변화: 얼굴이 다른 아이들보다 동그랗게 되고, 복부에 살이 찌며, 살이 틀 수 있다.

(4) 위장 장애, 불규칙한 월경주기, 감염이 쉬움, 과다행동, 감정기복

(5) 백내장: 3개월 이상 스테로이드를 사용하면 안과 전문의에게 정기적으로 검사를 받아야 한다.

(6) 골다공증: 장기간 복용하게 될 경우 골다공증이 동반될 수 있다.

(7) 감염: 초기에는 면역 반응을 억제하여 염증이 가라앉는 것처럼 보이지만 결국, 세균의 번식을 초래하여 감염증이 오히려 더 심해지게 된다. 우리 몸의 방어체계는 대부분의 경우 적군(병원체)를 충분히 이기고도 남을 만큼의 힘이 있기 때문에 이렇게 스테로이드로 과도한 면역반응을 억제해 주면, 염증(적군과 아군의 싸움)을 가라앉히는 작용을 하게 되는 것이다. 그러나 병원체가 너무 강력한 경우 스테로이드를 이용한 면역반응 억제가 결국 병원체의 번식을 촉진하여 오히려 증상을 악화시킬 수 있다. 따라서 초반에 스테로이드 사용으로 염증이 진정되는 듯하다가, 다시 악화되어 번지기 시작한다.

(8) 피부위축증: 콜라겐(collagen)의 합성을 억제하므로, 오남용 시 피부의 콜라겐 층이 감소하면서 피부가 위축되고 얇아지며 자극성이 될 수 있다.

(9) 혈관 확장증: 피부 혈관이 확장된 상태를 지속하는 결과를 초래하여, 피부가 벌겋고 혈관이 육안으로 보이는 정도가 되는 것을 말한다.

(10) 녹내장: 지속적으로 스테로이드 약물을 투여하면 안압이 올라간다. 이로 인해 안구가 팽창하고 시신경이 눌려 시야가 좁아진다. 그 결과 녹내장이 생겨 실명으로 이어질 수 있다.

(11) 성장 억제: 어린이의 경우, 스테로이드 약물을 전신에 투여하면 뼈의 성장이 억제되는 현상이 발생하여 결과적으로 성장 억제를 가져올 수 있다.

(12) 면역력 저하: 스테로이드 약물 투여는 신체의 면역력을 저하시켜 바이러스나 세균 등에 감염되기 쉽기 때문에 감기에 걸리기 쉽고 상처 나면 좀처럼 낫지 않는 경우가 있다.

(13) 스테로이드 정신증: 스테로이드를 외용, 흡입, 내복할 경우에 일상적인 리듬이 깨어져 낮에는 졸리고 밤에는 잠이 오지 않는 증상이 나타나기 시작하고 초조감과 불안감이 느껴지면서 결국에는 편안한 일상생활을 못하게 된다.

(14) 냉성 체질: 스테로이드는 지질 성분이기 때문에 체내에 들어가면 활성산소와 결합하여 과산화지질로 바뀐다. 이것이 모세혈관을 막아 몸을 차갑게 식힌다.

포인트 크롬 요법

4. 항산화 물질

1) 항산화 물질의 정의

항산화 물질(抗酸化物質, antioxidant)은 생체 내에서 산화스트레스에 대응하는 물질이다. 여기서 항산화는 산화의 억제를 뜻한다.

항산화작용을 하는 물질이 많은 식물로는 블랙커런트, 블루베리, 아로니아베리, 아사이베리 등이 있다. 이러한 항산화작용을 하는 물질로는 카로테노이드류(베타카로틴, 라이코펜, 루테인), 플라보노이드류(안토시아닌, 카테킨, 레스베라트롤, 프로안토시아니딘), 이소플라본류(제니스테인, 다이드제인), 비타민, 미네랄 등이 있다.

세포의 노화 과정과 그에 대한 예방을 설명할 때 주로 등장하는 개념이다. 세포의 노화는 곧 세포의 산화를 의미한다. 호흡하여 몸에 들어온 산소는 몸에 이로운 작용을 하지만 이 과정에서 활성산소가 만들어진다. 활성산소는 산소가 불안정한 상태에 있을 때를 뜻하는데 이는 인체에 나쁜 영향을 준다. 즉, 활성산소를 제거하는 것이 세포의 산화, 세포의 노화를 막는 핵심이다.

2) 대표적인 항산화 물질 안토시아닌(anthocyanin)

꽃이나 과실 등에 주로 포함되어 있는 색소를 말한다. 수소 이온 농도에 따라 빨간색, 보라색, 파란색 등을 띤다. 안토시아닌은 항산화 효과로 주목받는 물질이다. 항산화 효과는 말 그대로 산화되는 것을 막는다는 것인데 여기서 산화는 세포의 산화를 뜻한다. 안토시아닌은 항산화 물질 중에서도 가장 강력한 효과를 낸다는 것이 학계의 일반적인 의견이다. 안토시아닌은 고등식물의 잎, 줄기, 뿌리, 꽃, 과일 등의 조직에 생기는 수용성 물질로 주로 과일과 꽃에 많다. 플라보노이드(flavonoids)계 물질로 냄새와 맛이 거의 없다.

안토시아닌은 식물의 각 위치에서 각각 다른 역할을 한다. 열매에서는 동물을 유인하는 색으로서 역할을 하며, 그 동물을 이용해 식물의 씨앗을 퍼트리게 해 준다. 꽃에서도 색으로의 역할을 하며 곤충을 유인해 꽃가루를 옮기게 만든다. 잎에서는 강한 자외선을 막아 주는 역할을 한다. 식물세포 속에 생기는 활성산소(reactive oxygen species)를 없애는 항산화제(抗酸化劑, antioxidants)로도 작용한다.

안토시아닌이 많이 함유된 블랙커런트, 블루베리, 아로니아, 체리, 흑미(黑米), 포도, 적양배추와 같은 식물은 인간에게도 이롭다. 왜냐하면 동식물세포의 원리는 같기 때문이다. 안토시아닌이 가장 많이 든 것은 검정콩이다. 그밖에 가을 단풍이 붉은 것도 바로 안토시아닌 때문이다.

5. 신경전달물질의 종류

1) 감마 아미노낙산 또는 감마 아미노뷰티르산(GABA)

포유류의 중추신경계에 작용하는 억제 신경전달물질(neurotransmitter)이다. GABA(γ-Aminobutyric acid)는 신경계에서 신경홍분을 조정하는 역할을 맡고 있다. 인간의 경우 GABA는 근육의 상태를 직접적으로 조절하며, 곤충의 경우 엔 신경 수용기의 홍분에만 관여한다. GABA는 엄밀하게 말하면 아미노산의 일 종이지만, 알파 아미노산이 아니기 때문에 단백질 조성에 관여하지 않는다. 항불 안 작용, 항우울 작용, 항경련 작용, 혈압강하 효과, 간 기능 개선 효과가 있다.

2) 아세틸콜린

아세틸콜린(acetylcholine)은 자율 신경 중 부교감 신경의 신경 전달물질로서 혈관확장제로 작용한다. 심장박동 및 수축을 감소시켜 심혈관계를 포함한 여러 신체 기관에 영향을 준다. 또한 위의 연동 운동 및 소화기의 수축 폭을 증가시 키는 등 위장관계에도 작용한다. 더불어 방광의 용량을 감소시켜 비뇨계에 영 향을 미친다. 콜린으로 인한 피부 조직의 체온 상승은 알러지 반응인 두드러기 를 일으킨다.

3) 노르에피네프린

노르에피네프린(norepinephrine)은 자율신경 중 교감신경 전달물질로서 저 혈당, 공포, 추위에 대응하기 위해 부신수질의 크로마핀 세포에 있는 티로신으 로부터 합성된다. 중성지질과 글리코겐의 분해를 촉진할 뿐만 아니라 심박 출량과 혈압을 증가시킨다. 카테콜아민(스트레스성 호르몬)의 하나이다.

4) 도파민

도파민(dopamine)은 뇌의 일부 구조에서 발견되는 뉴런에서 생성되고 중추 신경계 내에서 억제 작용을 하는 것으로 보인다. 도파민은 아드레날린이나 노르 에피네프린의 전구체로 의욕, 행복, 기억, 인지, 운동 조절 등 뇌의 다양한 기능과 연관이 있다.

도파민은 또한 시상하부에 의해 분비되는 신경호르몬이다. 호르몬으로서의 주요 기능은 뇌하수체의 전엽에서 프로락틴의 분비를 억제하는 것이다. 도파민은 심장 박동수와 혈압을 증가시키는 효과를 나타내어 교감신경계에 작용하는 정맥주사 약물로써 사용할 수 있다.

도파민은 운동 신경을 활성화하거나 비활성화하는 데 작용하여 근육이 안정적으로 움직일 수 있도록 조절한다. 도파민 분비 조절에 이상이 생기면 사람에게 다양한 질환이 발생한다. 도파민의 분비가 과다하거나 활발하면 조울증이나 조현병을 일으키며, 도파민의 분비가 줄어들 경우 우울증(clinical depression)을 일으킨다. 또한 도파민을 생성하는 신경세포가 손상되면 운동장애를 일으켜 파킨슨병(Parkinson's disease)을 유발한다.

도파민은 쾌감·즐거움 등에 관련한 신호를 전달하여 인간에게 행복감을 느끼게 한다. 도파민 분비가 많아지면 의욕과 흥미를 느끼기 쉬워지며 어떤 일을 달성했을 때 성취감이 높아진다. 흡연으로 인해 흡수되는 니코틴은 도파민을 활성화시켜서 쾌감을 느끼게 해 준다. 알콜 및 마약을 통해 느끼는 환각이나 쾌락 등도 도파민의 분비를 촉진 및 활성화시켜서 얻게 되는 것이다. 도파민은 카테콜아민(스트레스성 호르몬)의 일종이다.

5) 세로토닌

세로토닌(serotonin)은 혈소판에서 혈청 속으로 방출되어 혈관을 수축시킴으로써 지혈 작용을 돕는 물질이다. 그러나 이들은 뇌의 시상하부에서 신경전달물질로 작용하기도 한다. 세로토닌은 행복감을 느끼게 하며 식욕을 떨어뜨리는 역할을 하므로 기분, 체온 조절, 고통 인식, 수면 등에 영향을 준다. 부족하면 우울증이나 불안증을 유발하기 쉽다.

6) 히스타민

히스타민(histamine)은 스트레스를 받거나 염증·알러지가 있을 때 신체 조직에서 분비되는 유기 물질이다. 이 화합물은 포유동물의 거의 모든 조직에서 발견되며 다른 척추동물·무척추동물·미생물과 일부 식물의 조직에서도 발견된다. 1911년에 영국의 과학자 조지 버거와 헨리 H. 데일이 화학적으로 처음 분리했다. 체내에서는 히스티딘탈 탄산효소가 아미노산인 히스티딘에 작용해 히스타민이 생성된다.

히스타민은 주로 마스트 세포(비만세포) 내에 커다란 과립형태로 저장된다. 이 유주세포는 그 과립의 일부를 방출하여 상처나 자극에 대응한다. 이렇게 나오는 히스타민은 이물질에 의한 상처나 이들의 침입에 대한 신체의 방어 반응에 중요한 역할을 한다.

히스타민은 위액, 특히 염산을 분비시키는 가장 강력한 활성제 중의 하나이다. 임신 중에 자궁의 운동을 조절하는 역할을 하고 태아나 임산부의 혈관을 확장시킨다. 비만 세포(마스트 세포)로부터 히스타민이 분비되면 폐와 자궁 같은 기관들의 평활근세포가 수축된다. 특정 식물의 잎에 접촉하여 생기는 부종이나 소양증은 부분적으로 이들 식물의 털에 있는 히스타민 때문이다. 여러 종(種)의 호리허리벌과 벌의 독액에 있는 자극적 성분도 이 화합물이다.

히스타민을 내피주사(內皮注射)하면 삼중반응이라고 알려진 연쇄반응을 유발시킨다. 삼중반응은 피부를 긁을 때 일어나는 반응으로 처음에는 피부 발적이 생기고, 다음에는 주변으로 피부 발적이 번지고, 이어 긁은 부위에 담마진이 생긴다. 이는 혈관에 미치는 히스타민의 영향 때문에 생기는데 염증·알레르기·아나필락시 등의 면역반응을 나타내는 중요한 역할을 한다.

　면역반응에서 히스타민은 혈관을 확장시키고, 활성이 더 큰 면역계 성분이 혈관벽을 통과해서 상처를 입거나 감염된 조직으로 이동할 수 있도록 혈관벽의 투과성을 증가시키는 작용을 한다. 이 과정은 염증, 즉 상처에 대한 신체 조직의 국부적인 반응에서 가장 잘 나타난다. 상처 난 조직의 마스트 세포는 히스타민을 분비하고, 히스타민은 상처부위를 둘러싸고 있는 혈관을 확장시켜 혈관의 투과성을 증가시킨다. 이렇게 되면 백혈구와 여러 혈장(血漿) 단백질들이 혈관벽을 통해 혈류에서 손상된 조직까지 이동할 수 있으며, 이 조직에서 배양되어 병균과 싸우고 손상된 조직을 치료하게 된다.

　건초열 같은 알레르기 반응에서는 체내에 있는 이물질(보통 해가 없는 항원들)에 대한 면역계의 과민반응 결과 마스트 세포에서 히스타민이 비정상적으로 많이 분비된다. 마스트 세포에 붙어 있는 항체들이 이들 항원과 결합해 중화시키는데 이 과정에서 마스트 세포가 터지게 되어 히스타민이 분비된다. 이 히스타민의 분비 때문에 콧물이 나고 눈물이 고이고 조직에 부종이 생기는 등 눈으로 볼 수 있는 알레르기 증상이 나타난다.

7) 멜라토닌

　멜라토닌(melatonin)은 송과선(松果腺: 뇌의 중앙에 있는 작은 내분비선)에서 분비되는 유일한 호르몬이다. 1958년 예일대학교의 에어런 B. 러너가 다른 연구원들과 함께 발견했다. 멜라토닌은 사람, 그 밖의 포유류·조류·파충류·양서류 등에서 생성된다. 그러나 인체 내에서는 극소량이 존재한다.

　멜라토닌은 전에는 양서류의 피부를 표백시키는 작용을 한다고 알려져 왔으나 포유동물에서의 작용은 1980년대에 이르러서야 비로소 밝혀졌다. 수면 주기와 사춘기 동안 성적 성숙을 유도하는 호르몬 변화를 조절한다. 멜라토닌의 생성은 나이와 시간에 따라 변한다. 즉, 멜라토닌은 낮보다 밤에 훨씬 많이 생성된다.

멜라토닌은 7세 이하의 어린이에게서 훨씬 더 많이 만들어지고 성인기에는 적게 만들어진다. 성기관을 발달시키는 루테오트로핀과 같은 성호르몬은 멜라토닌 수치가 낮아진 후에 나타나므로 멜라토닌은 어린이가 성적으로 성숙하는 것을 방해한다. 이러한 가설은 송과선 암을 가진 어린이는 멜라토닌의 생성이 저해되어 비정상적으로 빠르게 성적 성숙을 한다는 사실에 의해 뒷받침된다. 멜라토닌은 또한 수면 주기를 조절하는 데 중요한 역할을 한다. 실험 대상자에게 멜라토닌을 주사하면 즉시 잠이 든다는 사실로부터, 일몰과 함께 멜라토닌 생성이 증가하면서 사람이 졸리게 된다는 기본적인 잠의 메커니즘이 제시되었다.

새벽이 되면 송과선은 멜라토닌 생성을 중단하므로 잠이 깨고 정신을 차리게 된다. 청소년기에는 멜라토닌이 많이 생성되기 때문에 성인보다 더 오래 잠을 자려는 경향이 있다. 멜라토닌은 겨울의 긴 밤에 더 많은 양이 생산되며, 여름에는 소량만이 생산되므로 인간을 제외한 포유동물에서 번식 및 짝짓기가 이루어지도록 하는 역할을 한다. 종족 번식을 조절하는 생물학적 시계의 역할을 하는 멜라토닌의 생성에 의해 동물은 봄 같은 적당한 계절을 찾아 번식과 짝짓기를 한다.

6. 옛 문헌 속 양생법

1) 『황제내경』 속의 양생법

중국의 문학이나 철학에 중요한 서적에는 사서 오경이라하여 경이란 단어가 붙는데 의학사에 있어서 경전과 같은 책이 『황제내경』이다. 지금까지도 의학을 배우는 사람들에게 필수 교재로 뽑히는 이 책은 줄여서 『내경(內經)』이라고 일컫는다. 황제가 묻고 기백이 이에 답하는 문답식의 구성을 가지고 있으며 현존하는 최초의 의학에 관한 책으로 대략 전국 시대에 발간되었다고 전해진다. 총 18권으로 구성되어 있으며 素門(소문) 9권, 靈樞(영추) 9권이다. 의학 이론을 위주로 서술하고 있으며 아울러 침구, 방약, 치료에 관한 내용도 수록되어 있다.

素門(소문)은 천인합일설(天人合一說)·음양오행설(陰陽五行說) 등 기본 이론 및 병리학설을 설명하고 있으며, 靈樞(영추)는 침구(鍼灸)와 도인(導引) 등 물리 요법을 상술 있으나 약물과 관계된 내용은 적다. 『황제내경』은 후대 의사들의 연구 대상으로 수많은 연구가 이루어졌으며, 素門(소문)과 靈樞(영추) 외에 또 黃帝內經太素(황제내경태소) 및 鍼灸甲乙經(침구갑을경) 등 덧붙여졌다. 『황제내경(黃帝內經)』은 한 대(漢代) 무렵 일반화된 원기론적 우주 생성론을 받아들여 우주와 인간을 이해하였다. 『內經』에 따르면 인간생명의 본원은 기(氣)이며, 모든 생명활동은 기의 운행과 소통에 달려 있다. 기가 잘 소통되면 생명활동이 바람직하지만, 그렇지 못하면 질병이 초래된다고 보았다. 나아가 인간이 태어날 때 받은 근원적 생명 에너지라는 의미를 지닌 정기(精氣)의 개념을 중요시하였으며, 이를 바탕으로 정기의 회복이 생명 유지에 필수적이라는 견해를 제시하고 있다. 『黃帝內經』이 제시하는 양생 방법의 대전제는 욕심을 적게 지니고 담담하게 무욕청정(無慾淸淨)한 삶을 영위하는 것이다. 이는 도가적 修養論의 전통을 계승한 것으로서 도가 사상이 『황제내경』의 중요한 이론적 기반이었음을 보여주는 증거이다. 따라서 감정의 조절을 통한 욕망의 지나친 발산을 막고 恬淡無爲한 삶을 바탕으로 자연의 리듬에 따라 사는 것을 중요시 여겼다.[19] 요약하면 『黃帝內經』의 양생법은 사물에 집착하지 않고, 욕심이 없으며, 자연에 순응을 강조하는 것으로 중화와 평형이 그 중심이 된다. 즉, 신체적인 건강뿐만 아니라, 사회, 경제, 문화, 환경을 포괄하여 신체는 물론 정신적인 건강까지 강조한 진보된 개념의 건강을 추구하는 생활 실천방법이다.[20]

2) 『동의보감』 속의 양생법

『동의보감』의 편찬사업은 1596년 왕명으로 시작되어 14년 후인 1610년에 완수되었다. 처음에는 허준을 비롯한 5인이 공동으로 편찬 작업에 참여했으나, 사업 초반 사정이 생겨 허준이 단독으로 집필하여 책을 완성했다. 1592년 임진왜란이 발발하여 의주로 피난 갔던 선조는 이듬해인 1593년 서울에 돌아와 전쟁 피해의 회복에 힘을 썼다. 조선은 전쟁의 참화로 피폐해졌으며, 민간에서 이용되던 대다수의 의학 서적들도 없어지게 되어 책을 구하기 힘든 형편에 놓았다. 1596년(선조 29) 선조는 자신이 가장 신임하는 수의(首醫) 허준에게 이런 상황을 일신(日新)할 새 의학서적의 편찬을 지시했다.

허준은 왕명을 받아 당시의 뛰어난 의원을 망라해 의서(醫書) 편찬 작업을 시작했다. 어의인 양예수(楊禮壽)·이명원(李命源)·김응탁(金應鐸)·정예남(鄭禮男) 등 4인과 민간에서 명성을 떨치고 있는 유의(儒醫) 정작(鄭碏)이 그들이

19) 박을규, 「황제내경의 양생사상에 관한 연구」, 원광대학교 동양학대학원, 2001, pp.41~42.
20) 신창환, 「황제내경의 양생론에 대한 고찰」, 경산대학교 대학원, 2000, pp.67~68.

다. 양예수는 허준보다 선배 세대의 어의로 신의(神醫)로 평가받은 인물이고, 정작은 어의는 아니지만 민간에서 형 정렴(鄭磏)과 함께 도교적 양생술의 대가로서 의학에 밝다는 평판을 받고 있었다. 이명원은 침술에 밝았으며, 김응탁·정예남은 신예 어의였다.

이렇게 많은 의관(醫官)과 의원(醫員)들이 모여서 의서 편찬에 투입된 사례는 세종 때 10인이 참여한 『의방유취(醫方類聚)』 편찬 밖에 없었다. 이처럼 『동의보감』의 편찬사업은 처음부터 국가의 지대한 관심에 따라 대규모로 기획되었다.

초창기에 이 책은 세 가지 원칙을 세웠다. 첫째, "병을 고치기에 앞서 수명을 늘이고 병이 안 걸리도록 하는 방법을 중요하게 여긴다." 왜냐하면 당연히 몸을 잘 지키고 병을 예방하는 것이 병 걸린 후 치료하는 것보다 더 낫다고 보았기 때문이다.

둘째, "무수히 많은 처방들의 요점만을 간추린다." 중국에서 수입된 의학책이 매우 많았는데, 이 책은 이렇게 말하고 저 책은 저렇게 말하는 등 앞뒤가 서로 맞지 않는 경우가 많았기 때문이다.

셋째, "국산 약을 널리, 쉽게 쓸 수 있도록 약초 이름에 조선 사람이 부르는 이름을 한글로 쓴다." 시골에는 약이 부족하기 때문에 주변에서 나는 약을 써야하는데, 그게 어떤 약인지 잘 모르기 때문에 시골 사람이 부르는 약초 이름을 쓴 것이다.

이런 원칙에 따라 차례가 겨우 정해졌을 때, 1597년(정유년) 1월 일본군이 다시 쳐들어오는 정유재란이 일어났고, 이로 인해서 참여한 인물들이 뿔뿔이 흩어져버려 『동의보감』을 편찬하는 일이 중단되었다. 전쟁이 완전히 끝난 후 1601년 봄 선조는 허준을 불러 왕실에서 소장하고 있던 고금의 의서 500여 권을 내주면서 의학 책의 편찬을 맡겼다. 이 때 허준에게 『동의보감』을 단독으로 편찬할 것과 함께 더욱 시급한 의학 책인 『언해태산집요(諺解胎産集要)』·『언해구급방(諺解救急方)』·『언해두창집요(諺解痘瘡集要)』 등 3

종을 우선 지어내라고 명령을 내렸다. 이 세 책은 그 해에 지어서 바쳐졌으나, 『동의보감』 편찬에는 허준이 공무(公務)로 틈을 내지 못하여 1608년이 되도록 절반도 끝내지 못했다. 이해 선조가 승하하자 그 책임을 물어 허준은 의주로 유배되었다. 그곳에서 허준은 의서 편찬에 전념했다.

1609년 말 허준은 귀양에서 풀려나 서울로 돌아와 이듬해인 1610년 8월 완성된 『동의보감』을 광해군에 바쳤다. 광해군은 허준이 선왕의 유업을 완수했다고 하여 그에게 좋은 말 1필을 상으로 내렸다. 전란 직후라 출판할 사정이 좋지 않아 인출본은 3년이 지난 후인 1613년에 내의원의 개주 갑인자(改鑄甲寅字) 목활자를 사용하여 출판되었다.

동의보감의 주요 서지 내용은 다음과 같다.

『동의보감』은 목차 2권, 의학 내용 23권으로 이루어져 있다. 의학 내용은 5편으로 구성되어 있는데, 그것은 「내경편(內景篇)」(6권)·「외형편(外形篇)」(4권)·「잡병편(雜病篇)」(11권)·「탕액편(湯液篇)」(3권)·「침구편(鍼灸篇)」(1권)이다.

우선 이 책은 신체에 관한 내용을 안팎으로 나누어 신체 내부와 관련된 내용을 「내경편」에, 신체 외부와 관련된 내용을 「외형편」에 두었다. 신체 관련 내용에 포함되지 않는 각종 병 이론과 구체적인 병 내용은 「잡병편」에 묶였다. 「탕액편」은 가장 주요한 치료수단인 약에 관한 이론과 구체적인 약물에 관한 각종 지식을 실었고, 「침구편」은 또 하나의 치료수단인 침·뜸의 이론과 실재를 다뤘다.

각 편의 구체적인 목차는 다음과 같다. 「내경편」에는 신형(身形)·정(精)·기(氣)·신(神)·혈(血)·몽(夢)·성음(聲音)·언어(言語)·진액(津液)·담음(痰飮)·오장육부(五臟六腑)·포(胞)·충(蟲)·대소변(大小便) 등 내과에 딸린 질병과 함께 수양·양로병들과 목록이 부기되어 있다.

「외형편」에는 두(頭)·면(面)·이(耳)·비(鼻)·구설(口舌)·치아(齒牙)·인후(咽喉)·두항(頭項)·배(背)에서 흉(胸)·복(腹)·요(腰)·협(脇) 및 사지(四肢)·피(皮)·육(肉)·골근(

骨筋)·모발(毛髮)·전후음(前後陰) 등에 이르는 외과적 질병이 기록되어 있다.

「잡병편」에는 천지운기(天地運氣)·심병(審病)·변증(辨證)·진맥(診脈)·용약(用藥) 등 진단법으로부터 풍(風)·한(寒)·서(暑)·조(燥)·화(火)·내상(內傷)·허로(虛勞)·곽란(霍亂)·구토(嘔吐)·해수(咳嗽)·적취(積聚)·부종(浮腫)·창만(脹滿)·소갈(消渴)·황달(黃疸)·온역(瘟疫)·괴질(怪疾) 등 내과질환과 옹저(癰疽)·제창(諸瘡)·제상(諸傷) 등 외과질환들이 혼잡(混雜)되어 있고, 그 밖에 부인과(婦人科)·소아과(小兒科)가 따로 첨부되어 있어 각 병상들을 그 증후에 따라 배열하였다.

「탕액편」에는 탕액서례(湯液序例)로서 채약법(採藥法)·건약법(乾藥法)·삼품약성(三品藥性)·수제법(修製法)·제약법·탕산환법(湯散丸法)·자약법(煮藥法)·복약법·오미약성(五味藥性)·기미승강(氣味升降) 등의 사례를 기록하였다.

그 다음에는 전 약물을 수부(水部) 35종, 토부(土部) 18종, 곡부(穀部) 107종 등 140여 부로 나누어, 그 약명(藥名) 아래에 대개는 우리의 속명을 붙이고 그 다음에 약성(藥性)·약미(藥味)·약독(藥毒)의 유무 및 약효(藥效)와 채취 시기 등에 관한 본초학적 지식을 간략하게 기록하였다.

「침구편」에는 구침제법(九鍼制法)에서 연침법(鍊鍼法)·화침법(火鍼法)·점혈법(點穴法)·제애법(製艾法)·구법(灸法)·침보사법(鍼補瀉法) 등과 같이 서설적 논제(論題) 등을 들고, 그 다음에 십이경맥(十二經脈)의 유(流)·주(注)·수혈(兪穴) 들의 소재 부위를 자세히 적었다.

『동의보감』의 주요 특징은 세 가지이다. 첫째, 병났을 때의 치료보다 병을 예방하거나 건강을 추구하는 양생의 정신을 강조하였다. 이 책은 중국에서 별개의 전통으로 내려오던 의학과 양생의 전통을 하나로 합쳐냈다. 병의 치료와 예방, 건강도모를 같은 수준에서 헤아릴 수 있게 한 것이다.

둘째, 기존 중국과 조선의학의 핵심을 잘 정리하였다. 허준은 중국의 한나라에서 명나라에 이르는 200여 종의 문헌과 『의방유취』,『향약집성방(鄕藥集成方)』,『의림촬요(醫林撮要)』와 같은 수 종(種)의 조선의서를 참고한 내용을 자신의 학식과 경륜에 결합하여 『동의보감』 안에 녹여내었고, 의학의 경전인 『영추(靈樞)』와 『소문(素問)』의 정신에 따라 의학의 줄기와 가지를 잡고, 다양한 학설과 처방을 병의 증상·진단·예후·예방법 등으로 일목요연하게 정리하였다.

셋째, 뛰어난 편집 방식이다. 목차 2권은 오늘날 백과사전의 색인 구실을 할 정도로 상세하며, 본문의 관련 내용끼리는 상호 참조를 가능하게 하였으며, 참고한 자료의 인용처를 일일이 밝힘으로써 원(原) 저작을 찾아볼 수 있도록 하였다. 이와 함께 인용 대목이 갈리는 곳은 'O'를 쳐서 구별하고, 제목과 본문 내용을 큰 활자와 작은 활자를 써서 쉽게 구별토록 하였다. 이런 특징을 경쟁력의 원천으로 삼아 출간 직후부터 『동의보감』은 조선을 대표하는 의서로 자리 잡았으며, 18세기 이후 『동의보감』은 국제적인 책이 되었다.

東醫寶鑑의 養生法은 도교의 영향을 받아, 道家三寶라고 불리는 精, 氣, 神의 이론을 기초 하였다. 허준은 인간의 신체를 우주로 파악하고, 신체 구성을 오장육부, 근골, 혈육, 피부 등의 시각적 요소와 精, 氣, 神의 보이지 않는 三要로 파악하였다. 이 양생사상은 신체를 안정시키거나 정서를 淸靜하게 함을 주로 하는 소극적 양생과 신체운동을 통하여 신체 그 자체의 가치에 주목하는 적극적인 양생으로 구분된다.[21] 精은 淨液을, 氣는 穀氣와 空氣를, 神은 사람의 의식을 지칭하고 있다. 氣가 변화하여 精이 되고, 精이 변화하여 神이 된다. 『東醫寶鑑』은 精, 氣, 神을 온전히 함으로써 생의 근본을 기른다고 보았다.[22]

---

21) 이진수, 「조선 양생 사상 성립에 관한 고찰(其 2)」, 《석당논총》 10권, 동의대학교 석당전통문화연구원, 1985, p.250.

22) 이진수, 「동의보감에 보이는 양생사상」, 《한국전통의학지》 2권 1호, 원광대학교 한의학연구소, 1992, p.32.

7. 회원들의 임상 사례 및 Q & A

다음의 임상 사례는 포인트 크롬 동호회에 올린 치료 사례를 정리·요약한 것이다.

1) 임상 사례

사례 1
- 증상: 40대 후반 여성이며 다리가 무겁고 늘 피곤하며 하지에 핏줄이 보임.
- 요법: 대장경보, 위경사, 신경보, 소장경보, 심포경보, 간경보 원혈로 1주일에 두 번씩 크롬 붙임-하지 핏줄 보임 정상으로 회복.

사례 2
- 증상: 21세 여성이며 운동하다 다쳐서 대퇴부 뒤쪽 외측 통증을 호소함.
- 요법
- 방광경 원혈, 담경 원혈로 시술: 통증 조금 줄어듦.
- 소장경락 원혈, 담경 원혈, 방광경 원혈로 시술: 통증 많이 줄어듦.
- 소장경락 원혈, 방광경 원혈로 시술: 완전 정상으로 돌아옴.

사례 3
- 증상: 정형외과에서 무릎 연골이 찢어졌다는 처방받음.
- 요법: 방광경사, 폐경보, 비경사, 소장경보에 원혈로 크롬 붙임 ⇨ 완전히 정상으로 돌아옴.

사례 4
- 증상: 체머리 흔듦 증상.

- 요법: 간경 승격, 대장 정격, 삼초경 정격, 위경 정격, 신경 정격으로 시술 -3회 시술부터 머리 흔듦 증상이 현저히 저하.

사례 5

- 증상: 피곤하면 방광염 재발.
- 요법: 방광경사와 폐경보 ⇨ 상태 현저히 호전.

사례 6

- 증상: 뇌졸중과 지주막하출혈로 인한 수술 후, 입이 잘 벌어지지 않고 관자놀이 주변 통증.
- 요법: 원혈 요법과 경락 요법을 10회 병행하여 시술 ⇨ 입 벌리기 어려움, 관자놀이 통증 모두 정상으로 돌아옴.

사례 7

- 증상: 55세 남성. 4지 5지 손가락이 저리고 통증이 심함.
- 요법: 소장경 원혈 심경 원혈 삼초경 원혈로 2회 시술 ⇨ 저린 증상과 통증 완전히 사라짐.

사례 8

- 증상: 63세 남성. 코골이 심함.
- 요법: 경락 요법과 원혈 요법으로 시술 후 5회부터 증상이 완화되기 시작. 8회 시술 후 80% 정도로 증상 호전.

사례 9

- 증상: 55세 남성. 장딴지 경련으로 잠을 이루기 어려움.
- 요법: 경락 요법과 원혈 요법으로 6회 시술 후 장딴지 경련 완전히 사라짐.

사례 10

- 증상: 50대 후반 주부. 동결견(오십견)과 엘보로 병원에서 진단과 치료받았으나 효과 미비함.
- 요법: 경락 요법과 원혈 요법으로 20회 시술 후 완치.

사례 11

- 증상: 60대 중반 남자. 몸무게 90㎏, 172㎝. 측두부 쪽으로 가는 혈류 장애로 인해 어지러움증을 심하게 호소함.
- 요법: 경락 요법으로 좌측에 간 승격 대장 정격 신장 정격을 붙이고, 수기 요법으로 목 주변을 5분 정도 풀고 교정을 하였음. 연속으로 3일 내원하여 치료받은 후, 완치되었음.

사례 12

- 증상: 40대 중반 여자. 회사원. 숫치질로 항문 주위에 콩알 크기의 치핵으로 인해 통증을 호소함.
- 요법: 경락은 대장경, 방광경, 간경 정격과 원혈을 동시에 시술. 주 3회 주기로 5회 치료 후, 통증과 증상이 소진됨.

사례 13

- 증상: 41세 여성. 전문직 종사자. 만성 비염.
- 요법: 폐경 정격, 대장경 정격, 신경 정격, 위경 승격. 주 1회, 8회 시술 후 비염 증상과 두통이 사라짐.

사례 14

- 증상: 26세 남성. 회사원. 만성 비염.
- 요법: 폐경 정격, 대장경 정격, 신경 정격, 위경 승격. 주 1회, 12회 시술 후 비염 증상 호전.

사례 15

- 증상: 40세 여성. 전문직 종사자. 어릴 적부터 수족냉증을 앓아옴.
- 요법: 신경 정격, 비경 정격, 삼초경 정격, 심경 정격. 2주 1회씩 총 10회 시술. 현재는 손발이 따뜻하고 저림 증세도 없어짐.

사례 16

- 증상: 63세 여성. 주부. 20년 넘게 수족냉증을 앓아옴.
- 요법: 신경 정격, 비경 정격, 삼초경 정격, 심경 정격. 매주 1회 총 12회 시술. 수족냉증 사라짐.

사례 17

- 증상: 67세 여성. 주부. 10년 전부터 엘보로 고생.
- 요법: 원혈치료[폐경(태연)S, 방광경(경골)N] + 기경8맥 치료[삼초경(외관)N, 담경(임읍)S, 소장경(후계)N 방광경(신맥)S]. 매주 1회씩 총 10회 시술. 현재는 통증이 없어짐.

사례 18

- 증상: 45세 남성. 회사원. 15년 전 시작한 테니스, 골프로 인해 엘보로 진단받음.
- 요법: 원혈치료[폐경(태연)S, 방광경(경골)N] + 기경8맥 치료[삼초경(외관)N, 담경(임읍)S, 소장경(후계)N 방광경(신맥)S]. 매주 1회씩 총 10회 시술. 현재는 통증 없음.

사례 19

- 증상: 56세 여성. 주부. 5년 전부터 안면신경통으로 고생함.
- 요법: 원혈 치료(위경, 방광경, 간경). 3일 간격으로 총 3회 시술. 현재는 얼굴 당김이나 떨림 증상이 없어짐.

사례 20

- 증상: 60대 초반 여성. 사무직. 1차성 두통(긴장성, 편두통, 군발성 두통)으로 인해 측두부에 심한 통증 호소.

- 요법: 경락치료(담경 승격, 삼초경 승격, 폐경 승격) + 원혈 치료(담경, 삼초경, 폐경). 1~2일 간격으로 3회 시술 후 5% 정도의 가벼운 예민한 감각 남아 있음.

사례 21
- 증상: 48세 여성 S자 형태로 심하게 휘어진 척추측만증. 병원에서 수술을 권할 정도로 측만이 심함.
- 요법: 건측에 방광 정격 + 수기 요법. 2회 치료 후 등 통증과 허벅지 당김 증상 소실. 허리 통증과 좌골신경통 증상은 남아 있음.

사례 22
- 증상: 40대 초반 남성. 1년 전부터 두통이 시작되어 병원 두 군데에서 MRA를 찍어 봐도 이상 소견이 발견되지 않음.
- 요법: 독맥 대추혈(포인트 크롬 No.8)N, 증상이 있는 곳에 견정혈(포인트 크롬 No.8)S + 원혈 요법(담경 + 수기 요법) 병행. 일주일에 1번씩 5회 시술 후, 두통이 깨끗이 사라짐.

사례 23
- 증상: 56세 남자. 파킨슨 증후군 환자.
- 요법: 간경 승격, 대장경 정격, 신경 정격, 심포경 정격 + 신경 원혈. 2018년 2월 내원하여 일주일에 2회씩 시술 지속. 떨림이 줄고 몸이 틀어지는 것이 사라짐.

사례 24
- 증상: 71세 여성. 병원에서 이석증으로 진단받았으나 치료가 되지 않아 고생하다가 내원.
- 요법: 대장경 정격, 간경 승격, 대장경 원혈. 2회 시술로 완치됨.

사례 25
- 증상: 28세 여성. 아토피로 얼굴과 목, 팔다리, 발등에 피부가 딱지가 앉고 진물도 남. 병원도 다니고 각종 약을 발랐으나 치료 안 됨.

• 요법: 소장경 정격, 방광경 정격, 신경 정격, 간 정격, 담경 정격, 폐경 정격 + 원혈 요법(소장경, 방광경). 소장경 원혈과 방광경 원혈을 2회 추가 시술. 총 12회 시술로 직장 생활을 할 정도로 완치됨.

사례 26
• 증상: 52세 남성. 만성 비염.
• 요법: 경락 요법(폐경 정격, 위경 승격, 신경 정격) + 원혈 요법(폐경, 소장경). 주 1회 시술. 3회 시술 후 콧물이 멈추고 눈 가려운 증세가 없어짐. 6회 시술 후 완치.

사례 27
• 증상: 49세 여성. 월경대사증으로 빈혈까지 와서 병원치료를 다녔지만 결국 호르몬제 루프를 착용할 수밖에 없다는 진단을 받음.
• 요법: 경락 요법(소장경 정격, 대장경 정격, 신경 정격, 위경 정격, 비경 정격) + 원혈 요법(소장경, 대장경). 시술 4회 만에 완치됨.

사례 28
• 증상: 30대 후반 전문직 여성. 결혼하고 5년 동안 임신이 어려워 지인의 소개로 내원.
• 요법: 족소음신경 정격, 수태음폐경 정격, 수태양소장경 정격, 주 3회 총 24회 시술 후 임신함.

사례 29
• 증상: 30대 후반 여성 회사원. 시험관 시술을 앞두고 지인의 소개로 내원.
• 요법: 족소음신경 정격, 수태음폐경 정격, 수태양소장경 정격. 주 2회 총 10회 시술 후, 시험관 시술 한 번에 임신.

사례 30
• 증상: 15세 남학생. 키가 또래보다 현저하게 작아 내원.
• 요법: 수태음폐경 정격, 수양명대장경 정격, 족양명위경 정격, 족태음비경 정격, 족

소음신경 정격. 주 3회 총 12회 시술. 6개월 후에 다시 내원하였을 때 12㎝ 성장하여 옴.

사례 31

- 증상: 11세 여학생. 키가 140㎝로 또래보다 작음. 일 년에 3~4㎝만 성장.
- 요법: 수태음폐경 정격, 수양명대장경 정격, 족양명위경 정격, 족태음비경 정격, 족소음신경 정격. 주 1~2회 일 년 동안 꾸준히 시술 후, 일 년 동안 9㎝ 성장함.

사례 32

- 증상: 8세 남학생. 키가 또래보다 현저히 작아 지인 소개로 내원.
- 요법: 수태음폐경 정격, 수양명대장경 정격, 족양명위경 정격, 족태음비경 정격, 족소음신경 정격. 주 2회 총 30회 동안 시술 받음. 시술 받는 동안 키가 2㎝ 정도 밖에 크지 않아 시술 중단. 1년 후, 외할아버지가 내원해서 손자의 키가 많이 컸다고 이야기해 줌.

사례 33

- 증상: 30대 후반 여성. 허리 디스크로 양쪽 대퇴 후측으로 증상 보임.
- 요법: 양쪽에 경락 요법(방광경 승격, 담경 승격) + 원혈 요법(방광경, 담경). 15회 시술 후 증상 사라짐.

사례 34

- 증상: 10대 후반 남학생. 구내염(입안이 터져 음식 섭취 곤란). 열성 체질로 피곤하면 구내염이 자주 재발함.
- 요법: 경락 요법: 비경 정격, 위경 정격. 1회 시술 후 증상 사라짐.

사례 35

- 증상: 10대 초반 여자. 틱 장애로 손과 얼굴에 증상 보임.
- 요법: 경락 요법(간경 승격, 위경 승격, 대장경 정격, 방광경 정격, 폐경 정격) + 원혈 요법(위경, 대장경, 방광경, 폐경). 15회 시술 후 증상 소진.

2) Q & A

<h2 style="text-align:center">Q&A 1</h2>

Q1. 손발 다한증 치료해 보고 싶은데 비경 승격 대장경 정격 삼초경 승격을 쓰면 어떨까 생각해 봅니다. 해답 주세요.

A1. 다한증은 손발을 포함한 피부에서 과도하게 땀이 분비되는 증상으로 피부를 주관하는 경락은 폐경락입니다. 손발 다한증은 폐경락이 실증으로 수분이 과다하게 흐르는 것으로 경락 치료에 있어 폐 승격을 씁니다. 폐는 물질로는 갯벌, 습지, 늪으로 비유한 것처럼 이곳에 흙을 뿌리는 방법으로 위 정격과 수소음심경 정격으로 모닥불을 피워 수분을 말려야 합니다. 또한 원혈 요법으로 폐경락 위경락 심장경락을 쓰면 더 좋습니다.

<h2 style="text-align:center">Q&A 2</h2>

Q2. 변비와 설사 반복하는 것에 대한 처방 피드백 주시면 감사하겠습니다.

A2. 과민성 장 증후군은 포인트 크롬 요법으로 100% 치료가 됩니다. 다음 방법으로 치료하시면 됩니다.

▶ 경락 요법: 대장 정격, 위 승격, 신장 정격
▶ 원혈 요법: 대장경 위경 신경

<h2 style="text-align:center">Q&A 3</h2>

Q3. 병원에서는 뇌에서 내려오는 안면신경이 눌려 일어나는 증상이라고 하는데 한쪽 입꼬리와 눈꼬리가 씰룩대며 위로 올라가며 경련을 일으키는데 병원에서 2, 3개월에 한 번씩 보톡스를 맞는다고 합니다. 수술을 한다 해

도 깨끗이 난다는 보장이 없다 합니다. 치료 사례가 있으시면 조언 좀 부탁드립니다.

A3. 뇌에서 신경이 눌렸다는 것이 치료의 어려운 점입니다. 증상으로 비추어 볼 때 이 환자는 삼차신경통에 가까운 증상을 보이는 것 같습니다. 포인트 크롬으로 안면 신경 마비 처방과 더불어 부분 경추 1, 2번 교정, 목 경추 전체 교정을 함께 시술해 보세요. 일반적으로 기는 신경을 지배하고, 신경은 근골격계 및 오장육부를 지배하는 것으로 생각합니다.

처방을 한다면 경락 요법으로 족궐음간경 승격, 수양명대장경 정격, 족양명위경 승격, 족태양방광경 정격 + 원혈 요법으로 족궐음간경, 수양명대장경, 족양명위경, 족태양방광경입니다. 상황에 따라 경락 요법이나 원혈 요법을 가감해서 시술해 보십시오.

저의 사례는 58세 여자분으로 7살 때 좌측 안면 신경 마비로 온갖 치료를 했으나 고치지 못했습니다.

올 4월 지인의 소개를 받아 본 연구소에 내원했습니다. 포인트 크롬으로 치료하기 시작하자 감각이 없던 입 주변의 감각이 살아나며 얼굴에 주름이 조금씩 잡힌다고 합니다. 이런 증상으로 보아 신경이 조금씩 회복되고 있는 것으로 사료됩니다. 참고하세요.

Q&A 4

Q4. 안녕하세요? 전 대전에 사는 C입니다. 박사님의 강의를 듣고 우선 저에게 포인트 크롬을 사용해 보고 딸과 한두 분의 가까이 계신 선생님께 치료하고 있습니다. 지금은 제가 진단을 하기보다는 박사님의 자료를 토대로 그대로 사용해 보고 있습니다. 그런데 몇몇의 경우에 같은 경락을 보하기도 하고 사하기도 하더군요. 예를 들면 대변이 단단하여 막혀 있을 때 족소음신경사, 수소양삼초경보, 수소양삼초경사, 족소음신경보입니다. 이런 경우에는 오른쪽 왼쪽을 다 붙이는 건가요? 아니면 오늘은 신경을 사하는 원혈 요법을 하고 다음 날에는 신경을 보하는 원혈 요법을 하는 건가

요? 증상별 치료에는 이런 경우가 몇 가지 있더군요.

침을 무서워하는 저희 딸이 발목을 삐었는데 병증 치료인 담경을 사하고 심경을 보했더니 다음 날 아주 많이 편하게 걷더군요. 몸이 건강한 저와 제 딸에게 비만에 필요한 처방을 하고 있는 중이랍니다. 이런 경우 얼마나 포인트 크롬을 붙여야 할까요?

A4. 포인트 크롬 요법은 질병을 치료하는 데 있어 3~5회 정도 시술해도 뛰어난 치료 효과를 보입니다. 그러나 이렇게 시술했는데도 차도가 없다면 진단을 다시 해야 합니다. 예를 들어 허리 통증에 의한 방사통으로 다리가 저리다고 호소한 환자가 본 연구소에 내원했습니다. 별다른 진단 없이(전에 디스크로 온 환자를 이 방법으로 시술하여 고친 적이 여러 차례 있었으므로) 원혈 요법으로 비경과 방광경을 시술하고, 일주일 후에 왔을 때 증상의 호전 유무를 물었더니 차도가 없다고 하였습니다. 그래서 환자에게 증상을 구체적으로 물었더니, 누웠다가 일어날 때 방사통이 있으며, 5분 정도 지나면 방사통이 사라진다고 하였습니다. 이런 상황에서 진맥을 통해 경락의 허와 실을 구분하여 경락 병증을 찾을 수 있고, 총통 침법의 복진을 통해 경락의 이상 유무를 찾아 포인트 크롬으로 시술할 수도 있지만 상황에 따라서는 환자의 문진을 통해 경락 병증을 찾을 수 있습니다.

환자의 말을 듣고 원혈 요법으로 환측에 방광경, 위경, 담경을 시술한 후, 10분 정도 방사통이 있는 주변을 수기요법으로 처치한 후, 통증의 호전 여부를 확인한 결과 증상이 소진되었습니다. 이렇듯 잘못 시술한 포인트 크롬은 환자에게 아무런 도움을 주지 못합니다. 즉, 정확한 진단 후 시술을 하는 것이 핵심입니다.

선생님께서 질문한 '대변이 단단하여 막혔을 때'에 대한 답변입니다.

원혈 요법은 사하는 쪽의 경락을 이상이 있다고 보고, 장부상통의 이론에 따라서 대변이 단단히 막혔다는 것은 족소음 신경과 수소양 삼초경락 둘 다 이상이 있음을 의미합니다. 그러므로 좌측과 우측을 동시에 시술해야 합니다. 참고로 변비가 심한 증상은 경락 요법으로 수양명 대장경 정격, 족태음 비경 정격, 족양명 위경 승격을 쓰시면 변비 해소에 많은 도움이 됩니다.

포인트 크롬에 있어서 비만 치료는 원혈 요법으로 비경, 신경, 간경을 기본으로 주 2회 시술하고, 경락 요법으로 대장경락 정격, 수소양 삼초경 정격, 수소음 심경 정격과 원혈 요법으로 폐경을 시술합니다.

참고로 비만의 주범은 탄수화물입니다. 평소에 탄수화물 섭취를 줄이고, 단백질로 보충하시기 바랍니다.

Q&A 5

Q5. 어떤 경락을 치료할 때 분명 이 경락의 이상이 확신될 때 치료가 이루어지다가 더 이상에 호전이 없는 경우 경락을 바꿔 치료해야 한다고 합니다. 어떤 식으로 응용을 해야 하는지 정보 좀 주시면 감사하겠습니다. 보통은 근, 인대, 힘줄 같은 경우는 호전이 멈출 때 협계를 쓰는데 오장의 병이나 여러 가지 경우가 있을 듯합니다. 아시는 게 있으시면 부탁드립니다.

A5. 안녕하세요. 주 박사입니다. 경락의 이상 유무는 해당 경락의 실증과 허증의 구분이 정확해야 합니다. 일반적으로 통증이 있으면 해당 경락에 이상이 있다고 보는데, 해당 경락이 허증일 때는 눌러도 통증이 없습니다. 즉 통증 유무로는 경락의 이상을 진단할 수가 없습니다. 왜냐하면 통증은 실증일 때만 나타나기 때문입니다. 그러므로 치료할 때는 이 점을 유의해야 합니다. 예를 들면 폐경의 중부혈의 좌측과 우측을 같은 압으로 눌렀을 때 통증이 어느 쪽이 더 심한지를 보고 폐경의 이상 유무를 찾을 수가 있습니다.

포인트 크롬에서는 다음 3가지 방법으로 경락을 진단합니다. 첫째, 좌우 양측을 비교했을 때 통증이 더 심한 쪽과 그렇지 않은 쪽일 경우 더 심한 쪽을 원혈 요법으로 시술합니다. 둘째, 양쪽을 눌렀을 때 양쪽 다 통증이 심할 때는 경락 요법의 승격과 원혈 요법을 시술합니다. 셋째, 증상은 있는데 통증이 없는 경우는 경락 요법의 정격과 원혈 요법을 시술합니다.

Q&A 6

Q6. 늘어진 혈관을 건강하고 팽팽하게 만들어줄 수 있는 경락은 어떤 경락인 지 조언 부탁드립니다.

A6. 늘어진 혈관을 팽팽하게 만들고 싶으면 원혈 요법으로 심경락, 간경락, 담 경락을 쓰시고, 경락 요법으로 간 승격, 담 승격을 쓰시면 됩니다. 보조로 대장 정격과 원혈 요법을 써 보세요.

Q&A 7

Q7. 제가 만나는 선생님 중에 목과 등이 단단하게 굳어 있고 섬유강직증이라 며 통증을 호소하는 분이 계십니다. 저는 단순한 방광원혈치료를 했는데 혹 더 좋은 치료가 있을까요? 상체 전체가 심이 박힌 것처럼 단단하고 견 인이나 신전을 할라치면 통증으로 부담스러워 합니다. 교정은 아예 할 생 각도 못합니다. 물론 하체의 무릎이나 종아리도 아파서 어찌할 바를 몰라 할 때도 있습니다.

예민한 분이라 제가 포인트 크롬을 붙이면 전기가 오는 것을 느낀다고 합 니다.

A7. 안녕하십니까? 주 박사입니다. 일단 병명을 어디서 진단을 받았는지 궁금 합니다. 섬유강직증이란 병명은 양한방에서는 들어본 적이 없습니다. 추 측하건데 섬유근통증후군이나 강직성 척추염으로 생각됩니다. 이 두 가지 병은 큰 범주에서 보면 자가 면역 질환에 속합니다. 따라서 증상도 다양하 게 나타납니다.

기본 치료 처방은 이렇습니다. 경락 요법으로 족궐음 간경 정격을 1주일에 4회 정도 시술한 후, 수태양 소장경 정격, 족소양 담경 정격, 수태음 폐경 정격 + 원혈 요법으로 수태양 소장경, 족소양 담경, 수태음 폐경을 시술해 보세요.

다양한 증상이 나타나므로 증상에 따라 경락 요법과 원혈 요법을 추가로 사용하시 면 됩니다.

참고 문헌

1. 도서

- 8체질의학회, 『8체질 건강법』, 고려원(고려원미디어), 1996
- 강길전·홍달수, 『양자의학 새로운 의학의 탄생』, 돋을새김, 2014
- 건강생활연구회 편, 『허준도 미처 쓰지 못한 동의보감』, 인화, 2000
- 김기현·이성환, 『주역의 과학과 도』, 정신세계사, 2002
- 김양수·이종균·최형규·표재환, 『키 10㎝ 더 크는 키네스 성장법』, 가림M&B(가림출판사), 2006
- 김정암, 『한의학 어떻게 할 것인가』, 태웅출판, 1996
- 김홍경, 『동양의학혁명총론』, 신농백초, 1994
- 김홍경, 『활투사암침법 1권』, 신농백초, 1992
- 모턴워커 저, 김은경 역, 『파워 오브 컬러』, 교보문고, 1996
- 박금실, 『체질을 알면 건강이 보인다 1』, 휘닉스드림, 2002
- 박용규, 『주역에서 침술까지』, 태웅출판사, 2008
- 설영상, 『사상체질 바르게 압시다』, 태웅출판사, 2002
- 아보 도오루 저, 이정환 역, 『면역혁명』, 부광, 2018
- 알렉산더 로이드·벤 존슨 저, 이문영 역, 『힐링 코드』, 시공사, 2013
- 이병국 편, 『자석치료법』, 현대침구원, 1988
- 이병국, 『이병국 교수의 사암오행침 비방』, 침코리아, 1990
- 이종오, 『신비한 체질의 세계』, 서원당, 1991
- 전수길, 『내 몸에 흐르는 기를 찾아서』, 명상, 1999
- 제임스 오슈만 저, 김영설 역, 『놀라운 에너지 의학의 세계』, 노보컨설팅, 2005
- 조헌영, 『통속 한의학 원론』, 학원사, 2001
- 허임 저, 강상숙·원치만·이은화 역, 『침구경험방』, 허임기념사업회, 2008
- 허준, 『큰글동의보감 내경편4』, 도서출판큰글, 2014

2. 논문

- 박을규, 「황제내경의 양생사상에 관한 연구」, 원광대학교 동양학대학원, 2001, pp.41~42
- 신창환, 「황제내경의 양생론에 대한 고찰」, 경산대학교 대학원, 2000, pp.67~68
- 이진수, 「조선 양생 사상 성립에 관한 고찰(其 2)」, 《석당논총》 10권, 동의대학교 석당전통문화연구원, 1985, p.250
- 이진수, 「동의보감에 보이는 양생사상」, 《한국전통의학지》 2권 1호, 원광대학교 한의학연구소, 1992, p.32